精神看護学

松下年子・田辺有理子

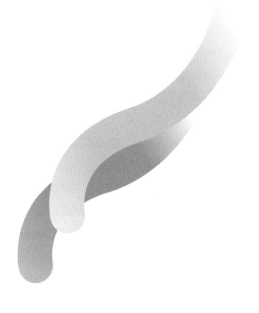

（新訂）精神看護学（'19)

©2019　松下年子・田辺有理子

装丁・ブックデザイン：畑中　猛

i-46

まえがき

　精神看護は，その人の身体性を包含したこころの看護である。対象となる人との関係性をもって機能する看護であり，関係を維持すること，発展させること，終結させることを通じてこころの癒しや成長を促す看護である。時代や社会が変化するとともに，人々のこころも進化していく。それが多様な新たな精神病理を生み出す一方で，人の新しい可能性ももたらしてくれる。世の中の病みの部分を先取りして声をあげるのが，こころを病んだ人たちであるという指摘は多いが，そうであれば病みとは対極にある，時代や社会の健やかさを照らし示すのは何であろうか。おそらくはそれが，病んだこころを癒し，成長につなげ得る「他者への関心と配慮」ではないだろうか。つまり人間の，自己とは異なる対象への尽きることのない希求であり，それは対象の生きるエネルギーを賦活させる。これこそが精神看護の本質であり，看護そのものといえよう。

　看護師が自ら主体的に，しかし対象依存することなく他者とかかわる健やかさを患者と共有できれば，それだけでも患者は救われ，他者と共生し続けることを動機づけられるに違いない。人は些細なストレスに対して「心が折れそうな気持」になることがある一方で，己の不利益を顧みずに果敢に，勇気をもって事に臨むこともある。つまり，こころとは移ろいやすく相対的であるが，間違いなく人を人たらしめるものでもある。そのようなこころを，その人の身体性をも視野に入れつつ看護することの意義と，そのために求められる専門性の内実を，専門職である看護師にはぜひ知っておいてほしい。

　精神医療における昨今のトピックスには，自殺問題，その要因の一つ

とされるうつ病の蔓延，アルコール使用障害をはじめとする物質使用障害，ギャンブル障害などの依存症（嗜癖）問題，いじめ問題，認知症患者の増加，発達障害者の増加とそれに対して児童思春期精神科医療が追いつかない現状，大人の引きこもり現象（引きこもった子どもたちがそのまま成人に至り，依然引きこもっているというケースの増加），パーソナリティ障害などがあげられる。いかに健康的な生活や，心穏やかに生活することが難しいかを突きつけられている観がある。しかしこれらの問題は結局，現代社会が生み出した現象でもある。

　自殺の要因のすべてが，自殺念慮や企図をもつ人自身が抱えている問題ではない。うつ病になりやすい気質があったとしても，そのような気質をもつ人が全員うつ病になるわけでもない。またアルコールが入手できない社会では，アルコール使用障害に罹患したくても罹患できない。薬物やギャンブルも同様である。依存行動を継続させることができる環境があるから，それが繰り返される。さらに，いじめ問題がエスカレートしてしまった背景には，それを見て見ぬふりをしてきた社会があったのかもしれない。認知症患者と発達障害者の増加については，彼らやその家族が健やかに生活できるような体制を構築するのが社会の責務である。加えて，引きこもった子どもたちがそのまま成人に至るまで引きこもり続けたのは，引きこもる家があったからである。最後のパーソナリティ障害に関しては，社会文化のありようがより大きく影響しているのは改めていうまでもない。

　以上，精神の問題の大半は当事者の問題であるとともに，その遠因に社会があるということである。問題を解決する責任は，当事者よりもむしろ社会にあるという見方を常にもち続けておきたい。なぜならば，精神看護を担う者には一貫して，患者のアドボケート（権利擁護者，代弁者）の役割を果たすことが求められるからである。それが精神看護の責

務だからである。一方で，精神看護が究極的に目指すのは，対象と自身の自立である。自立とは，他者の支援を受けながらも自分のことは自分で考え，自己決定し，その結果を己の感情も含めて自ら引き受けることである。結果の責任を可能な限り自分自身でとろうとすることである。その責任の中には自身の幸福や健康，安寧も含まれる。なお看護師は，対象が苦悩や失敗に直面化する機会，また責任をとることを学ぶ機会，その喜びを対象から奪ってはならない。見守ることが最高の支援である場合もあることを，知っていることは大切である。

2019 年 2 月
松下　年子

目次

まえがき　　松下　年子　3

1 精神看護の概要　　　　　　　｜ 松下　年子　10

1. こころとは何か　10
2. こころの健康とは何か　12
3. 現代社会におけるこころの問題　14
4. わが国の精神保健医療の体制と活動の実際　17
5. 精神看護の目的　19
6. 精神科看護の目的と倫理指針　20
7. 看護師に期待されるこころの看護　21
8. 精神看護学が目指すこと　22

2 精神科医療福祉制度と法律と歴史

｜ 吉川　隆博　26

1. はじめに　26
2. 精神医療の歴史の変遷　27
3. 精神保健医療福祉施策の改革ビジョン　33
4. 障害福祉制度の対象者へ　34
5. 障害者制度改革　37
6. 精神保健福祉法　40

3 こころの構造・機能・発達　｜ 松下　年子　45

1. こころの構造　45
2. こころの機能　47
3. 防衛機制と対処行動（コーピング）　51
4. こころの発達理論（発達課題と危機）　55
5. こころの発達を促進する看護のありよう　65

4 | 精神看護の対象理解とアセスメント

| 森　千鶴　68

1. アセスメントとは　68
2. アセスメントに必要な知識　70
3. 情報収集の方法　74

5 | 精神疾患の薬物療法と看護　| 辻脇　邦彦　79

1. 精神障害の診断　80
2. 精神科薬物療法における看護の役割　81
3. 神経伝達と向精神薬　82
4. 向精神薬　85
5. アドヒアランス　104
6. 心理教育　105

6 | 統合失調症の看護　| 松下　年子　108

1. 統合失調症の病理と疫学　108
2. 統合失調症の治療　113
3. 各精神症状に対する看護　114
4. 統合失調症患者への看護　121
5. 統合失調症患者の家族への支援　122

7 | うつ病・双極性障害の看護　| 松下　年子　126

1. うつ病・双極性障害の病理と疫学　126
2. うつ病・双極性障害の治療　131
3. 各精神症状に対する看護　133
4. うつ病・双極性障害患者への看護　138
5. うつ病・双極性障害患者の家族への支援　139

8 | 不安障害，パーソナリティ障害等の看護

| 森　千鶴　142

1．不安障害のある人の理解と看護　142
2．適応障害のある人の理解と看護　145
3．心身症のある人の理解と看護　147
4．パーソナリティ障害のある人の理解と看護　148

9 | 発達障害，自閉スペクトラム症の看護

| 森　千鶴　153

1．自閉スペクトラム症者の理解と看護　153
2．限局性学習症者の理解と看護　157
3．注意欠如・多動症の理解と看護　158

10 | アディクション看護（1）　| 松下　年子　162

1．アディクション（嗜癖）の本質　162
2．アディクション（嗜癖）の疫学とアディクション（嗜癖）からの回復　167
3．システムズアプローチ　171
4．アルコール使用障害と看護　173

11 | アディクション看護（2）　| 松下　年子　178

1．薬物使用障害と看護　178
2．ギャンブル障害と買い物依存症　183
3．自傷行為を繰り返す人への看護　185
4．共依存と虐待への対応　187
5．神経性やせ症・神経性過食症の看護　191

12 | 精神科リハビリテーション　｜ 田辺有理子　197

1. 精神科の長期入院と地域移行支援　197
2. 障害の概念　198
3. 精神科におけるリハビリテーション　200
4. 生きる力と強さに着目した援助　204
5. リハビリテーションプログラム　206

13 | 地域生活を支える看護　｜ 田辺有理子　214

1. 医療福祉施策の動向　214
2. 地域生活を支える支援者の姿勢　217
3. 精神保健医療福祉に関するサービス　218

14 | 当事者や家族の活動　｜ 吉川　隆博　230

1. はじめに　230
2. 当事者活動　231
3. 障害者の活動を支える組織　234
4. 家族を支えるための組織と活動　237

15 | コンサルテーションとリエゾン精神看護

｜ 松下　年子　239

1. 看護場面におけるコンサルテーション活動　239
2. プロセス・コンサルテーション　241
3. リエゾン精神看護　244
4. わが国における精神看護および看護の専門性の発展　247
5. 精神看護の専門性の発展可能性　252

索引　255

1 | 精神看護の概要

松下　年子

《**目標＆ポイント**》
1) 現代社会における精神保健医療の問題と課題を学ぶ。
2) 精神看護とは何か，その目的と役割，対象について学ぶ。
3) 精神看護の将来に向けた課題，可能性について学ぶ。
《**キーワード**》 精神，こころの看護，社会病理，アドボケート，自立支援

1. こころとは何か

　「こころ」という言葉から人は一般的に，どのようなイメージをもつであろうか。目には見えないもの，しかし自分なりに了解できるもの，他者との間でほどほどに共有できるもの，間違いなく「存在」するもの，以上の点では誰も異論はないかもしれない。こころを他の言葉で表そうとすれば，「精神」「心理」「ハート (heart)」「メンタリティ (mentality)」「スピリット (spirit)」「マインド (mind)」「ソウル (soul)」といろいろあるが，本書では「こころ」ないし「精神」で統一する。

　さて，「精神」という言葉をわれわれが用いるとき，そこには必ず「身体」の存在が意識されている。身体があっての精神であり，逆にいえば，精神や主体（意思）があっての身体ともいえよう。したがって精神医療とは，身体を視野に入れたこころの解釈をベースにしており，たとえば神経系や内分泌系をはじめとする身体のメカニズムを抜きにして，精神機能や精神活動を評価することはできない。

一方で心理とは，精神ほどには身体機能を視野に入れていない。むしろ人が意識できる世界，ほどほどに操作できる世界，仮に無意識レベルのこころのありようであっても，その状態を本人の経験や外界の刺激から，ある程度了解できる世界を対象としている。

以上を理解したうえで，改めてこころを過不足なく定義しておきたい。キーワーズとして，「知」「情」「意」「自分らしさ」を覚えておきたい。「知」を含む言葉には「知識」「知能」「知恵」「知覚」「英知」などが，「情」であれば「情緒」「情動」「情操」「感情」「心情」などが，「意」であれば「意思」「意志」「意欲」「意識」「決意」などがある。これらはすべて，精神活動やその活動の源となるもの，あるいはその結果といえる。最後の「自分らしさ」には，「個性」「アイデンティティ」「主体」という意味合いもあるが，要は社会の中にあって，その人を「唯一存在する人」として位置づけるのに資するものといえる。吉川武彦[1]は，こころについて上述した4つのキーワーズをあげたうえで，「自分らしさ」を築くのに重要なのは「自分らしさをどう広げるか」であると指摘している。「自分らしさ」は与えられるものではなく，「自分の思いどおりにならない」という体験をもって培っていくという。心のなかに社会の仕組みである「規範」を引き入れ，心の底にたまる欲求と規範が争うことによって「我慢」も育ち，「折り合い」をつけることによって「自分らしさ」をつくっていくと述べている。多様な経験，特に葛藤を調整すること，他にも挑戦して挫折する，限界を知る，妥協する，申し出を拒否される，それをよしとする，愛する対象を失う，喪失を受け入れるといった経験の積み重ねと，そのプロセスを意味づけていくことが大切であり，その意味づけのありようが「その人らしさ」につながっていくともいえる。一方で，人は何事も「その人らしく」経験するのみであり，経験や事象を「その人らしく」意味づけることしかできない。

2. こころの健康とは何か

　こころの健康を述べる前に，「健康」の定義を確認しておきたい。WHO（世界保健機関）によれば，健康とは「身体的・精神的・社会的に完全に良好な状態であり，単に病気あるいは虚弱でないことではない」と説明されている（1948 年）。1999 年の総会では健康の切り口として，「スピリチュアル」な側面を含むことが提案されたが結果的に，身体，精神，社会の 3 側面のみとなった。ここで留意したいのは，健康は個人要因のみをもって獲得されるわけではないということ，家庭や学校，職場，社会，その時代やその土地ゆえの文化的背景や環境との相互作用によって個人の健康状態が規定されるという視点である。個人要因の代表としては，遺伝子がある。確かに遺伝子によって説明される部分は少なくない。しかし，それだけではない点を強調しておきたい。こころの健康であれば生育歴，特に幼少期から青年期までの家庭環境や教育環境などが及ぼす影響は大きい。どれだけ人的・物理的支援を受けられる環境であったか，そもそも本人が SOS をあげられる環境であったかが，こころの不調や精神疾患発症の有無を左右する。

　ここで，ストレス脆弱性モデル（Zubin & Spring, 1977)[2] を紹介する。本モデルでは，精神疾患はさまざまな要因から生じるものであり，大きく分けると生物学的要因（遺伝）と環境要因の両者が関与しているという。実際，一卵性および二卵性の双生児を対象とした数多くの研究が，遺伝子と精神疾患発症の関連を明らかにしてきたが，といって遺伝子だけで発症を 100% 予測することはできないことも立証してきた。なお現在は，こころの病，精神疾患は，脳の病であるということで合意が得られている。人間の精神や行動をつかさどるのは中枢神経であり，脳である。こころイコール脳であるということ，精神の不健康な状態は脳の機

能不全状態であり，具体的には神経伝達物質の分泌異常などを主体とした機能異常であることを認識しておきたい。

　次に，こころの健康と非健康の連続性について述べる。アーロン・アントノフスキー[3]は，彼が理論化した健康生成論の中で，私たちの（こころの）健康状態は，100％の健康と，100％の非健康を両極とする一本の連続体（線）のどこかに位置しており，いろいろな力が加わってそれは常に健康側に引き寄せられたり，非健康側に引き寄せられたりしているという。そして，その引き寄せる力の1つとしてSOC（sense of coherence：首尾一貫感覚）をあげている。SOCとは，自分の生活世界は首尾一貫している（筋道が通っている，訳がわかる，腑に落ちる）という知覚・感覚・実感であり，以下の3つの確信から構成されている。① 把握可能感（comprehensibility）：自分の内外で生じる環境刺激は秩序づけられており，予測と説明が可能であるという確信，② 処理可能感（manageability）：その刺激がもたらす要請を処理するための資源は得られるという確信，③ 有意味感（meaningfulness）：そうした要請は挑戦であり，心身を投入しかかわるに値するという確信。このような確信がほどほどに備わっていれば，適応的に生き抜くことが可能であることは想像に難くない。

　一方，米国精神医学会が定めている精神疾患の診断基準である精神疾患の診断・統計マニュアル（DSM-5：Diagnostic and Statistical Manual of Mental Disorders 5th ed.)[4]の前身であるDSM-Ⅳ-TR[5]では多軸診断を用いていたが，その中のⅤ軸診断（GAF：Global Assessment of Functioning）という尺度は，「精神的健康と病気という一つの仮想的な連続体に沿って，心理的，社会的，職業的機能を評価する」ことになっている。1点から100点までのスコアで評価するが，100点が100％機能している状態，1点は機能していない状態を示す。健康と非健康の連続

体を想定するこの考え方は，上述したアーロン・アントノフスキーの考え方と酷似している。連続体を想定することで，どこより左側（あるいは右側）に位置すれば病気であるとか，健康であるという見方が難しくなる。バウンダリーを引きづらくなる。また，今日は仮に右寄りであったとしても，条件が変わればいつでも左側に移動できるといった見方が可能になってくる。さらにもう一つ注目したいのが，「心理的，社会的，職業的機能」を評価するという点である。精神症状そのものではなく，その結果としての「機能」，それも「心理的機能」のみならず，「社会的機能」と「職業的機能」を評価しようとする観点であろう。障害を抱えながらも究極的には社会参加することを目指す，より発展的で，成熟した健康観といえる。

なお，精神疾患の診断基準としては現在，国際疾病分類第 10 版（ICD-10：International Classification of Diseases 10th Revision）と，前述の精神障害の診断・統計マニュアル（DSM-5：Diagnostic and Statistical Manual of Mental Disorders 5th ed.）が国際的に使用されている。

3. 現代社会におけるこころの問題

1995（平成 7）年の 1 月に阪神・淡路大震災が発生した。また同年 3 月には，東京の地下鉄で宗教団体オウム真理教による神経ガス，サリンを使用した同時多発テロ事件（地下鉄サリン事件）が生じた。こうした悲惨な出来事が続く中で，被災者や被害者のその後のストレス反応，精神症状が着眼され，PTSD（posttraumatic stress disorder：心的外傷後ストレス障害）という言葉が周知されるに至った。危機を体験した人に対してはもちろんのこと，一般の人をも視野に入れた「メンタルヘルス」や「こころのケア」が一段と重視されるようになった。災害看護においても，心的外傷へのケアは重要課題である。

また，2000（平成12）年には「児童虐待防止法（児童虐待の防止等に関する法律）」が，翌年の2001（平成13）年には「DV防止法（配偶者からの暴力の防止及び被害者の保護に関する法律）」が，2006（平成18）年には「高齢者虐待防止法（高齢者虐待の防止，高齢者の養護者に対する支援等に関する法律）」が，2012（平成24）年には「障害者虐待防止法（障害者虐待の防止，障害者の養護者に対する支援等に関する法律）」が施行された。なぜ，人が人を虐待するのか，ましてや虐待者は家族をはじめとする身内である場合が多い。中には，愛する人を泣きながら虐待する人もいる。暴力，犯罪，人権侵害という切り口のみからでは了解できないこれらの現象は，こころの病という観点から解釈できるかもしれない。ただしこれは，病気だから許されるという意味ではない。

　また1998（平成10）年以降，わが国の年間自殺者数は3万人を超えたが，2009（平成21）年から下降線に転じて2015（平成27）年には24,025人，2016（平成28）年には21,897人に減少した[6]（図1-1）。それでも，その数字は諸外国と比べ未だ高い水準にある。2006（平成18）年に制定された「自殺対策基本法」では，自殺念慮をもつ人の存在に気づいて支援できる人たち（自殺念慮をもつ人にとってより身近な人）をゲートキーパーと命名，彼らに自殺防止に向けた支援・活躍を期待しているが，ゲートキーパーには保健師や在宅看護に臨む看護師が含まれている。しかし，訪問看護師のみならず，外来や病棟で働く看護師もゲートキーパーの役割を果たす機会は多いと考える。精神科看護師に限らずすべての看護師にこころの看護が期待されている現代，身近にいる看護師だからこそできる自殺防止に向けた支援を，一人ひとりの看護師が心しておきたいものである。なお，現在指摘されている自殺の要因としては，うつ病やアルコール使用障害をはじめとする依存症，統合失調症などの精神疾患，身体疾患，その他の健康問題，経済的低迷を背景とした生活困窮，負債，

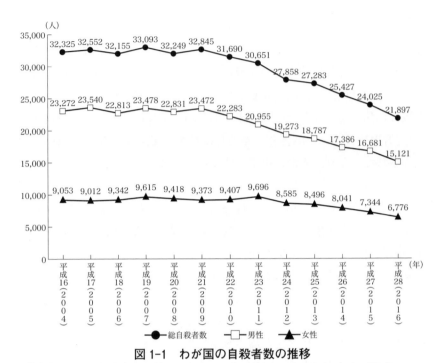

図 1-1　わが国の自殺者数の推移

警察庁ホームページ（http://www.npa.go.jp/publications/statistics/safetylife/jisatsu.html）より

家庭問題，職場の人間関係，過労，いじめなどがあげられており，これらの要因が単独ではなく重複して存在することが，自殺の危険性を有意に高めるという。

　ところで，わが国では，15歳から39歳の若い世代における死因のトップは，男女ともに自殺である[7]。彼らの自殺の要因の1つとして，いじめの問題がある。「いじめ」という言葉は必ずしも学童のみを対象として使用されるものではない。職場のいじめ問題もある。しかし，喫緊の問題は依然，小学生や中学生のいじめ問題といえる。なぜならば，いじめ体

験は被害者のその後のこころの健康に，場合によっては人生そのものに深刻なダメージを与えることが少なくない。たとえば青年期に突入して自傷行為や反社会的行動につながったり，対人関係障害に陥ることもある。

いじめの過程について中井久夫[8]は，いじめはある順序をもって進行し，この順序が実に政治的に巧妙であると述べ，その順序は第1段階「孤立化」，第2段階「無力化」，第3段階「透明化」であると説明している。

最後に，こころの問題として近年特に指摘されているのが，インターネット依存やゲーム依存といった行動依存である。依存症については10，11章で詳細を述べるが，アルコールや薬物，ニコチンといった物質への依存のみならず，ギャンブル障害をはじめとする行動依存の蔓延が問題視されている。

4. わが国の精神保健医療の体制と活動の実際

精神科医療の歴史でも触れるが，わが国の精神科病院の平均在院日数は諸外国と比べて抜きんでて長い。その背景には，わが国の精神科病院の大半が民間病院であり，公立の精神科病院が1割強に過ぎないことが影響している。諸外国が入院医療中心から地域精神医療へと転換を図っていった1960年代，わが国ではそれと逆行するように，精神病床数を増やしてきた経緯がある。それでもここ十数年，在院日数の短縮に向けて，また社会的入院患者の削減に向けて変革を進めてきた結果，精神病床の平均在院日数は2002（平成14）年には1年を切り，2016（平成28）年には269.9日に至っている[9]（図1-2）。1996（平成8）年の精神科急性期治療病棟の診療報酬化を機に，ノーマライゼーションの理念のもと，精神科急性期医療と地域精神医療の二極化が目指されるようになった。これまで精神科病院の慢性期病棟に入院していた患者は可能な限り地域に移

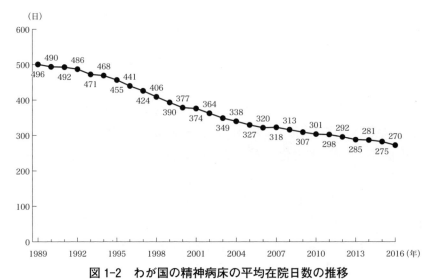

図 1-2　わが国の精神病床の平均在院日数の推移
厚生労働省「医療施設調査・病院報告（結果概要）」（http://www.mhlw.go.jp/toukei/list/79-1a.html より）

行するという発想である．ただし，超高齢社会の到来とともに認知症患者も増加する中，精神病床数が今後どのように推移していくのかは，施策のありようによっても異なってこよう．もう一つ精神保健医療の仕組みとして押さえておきたいことがある．それは，精神科病院における医師や看護師数に関する，いわゆる精神科特例のことである．わが国では近年まで，精神科病院のスタッフ数は一般の医療施設よりも少なくて可とされてきた．これはある意味で，精神疾患患者に対する差別といえる．なぜ，精神疾患と身体疾患とで医療やサービスの手厚さに差をつけなければならないのか．その根拠は何なのか，明快な理由を探すのは難しい．

　なお，上記事実は1つの例に過ぎない．すなわち，精神科医療はいつの時代にあっても，偏見や差別，スティグマ（烙印）という言葉と無縁

な世界ではなかった。むしろ偏見や差別との闘いの歴史といえるかもしれない。精神障害が本当の意味で障害として認められたのは，「障害者基本法」が制定された 1993（平成 5）年である。そして，2005（平成 17）年の「障害者自立支援法（障害者の日常生活及び社会生活を総合的に支援するための法律）」をもって初めて，精神障害も身体障害，知的障害と同様に福祉の対象として位置づけられた。また，精神保健福祉に関する最も新しい法律，「精神保健福祉法（精神保健及び精神障害者福祉に関する法律）」（1995［平成 7］年制定）に至るまでの法変遷の中で，精神障害者の家族（保護者）には保護者制度といって，他の疾患を抱えた患者の家族にはない，さまざまな義務が求められてきた（家族として診断や治療に協力する責務，本人の財産上の利益を保護する責務，措置入院した患者を引き取る責務など）。そして，本人の意志に基づかない強制入院の1つに，家族の同意を要件とする入院形態，医療保護入院があった。「家族に無理やり入院させられた」いう本人の認識は，その後の家族との関係性に甚大な影響を及ぼすことはいうまでもない。なお，保護者制度については，2014（平成 26）年の精神保健福祉法の改正で大きく進展した。少なくとも保護者という言葉はなくなり，家族に課された上記義務なども削除された。

5. 精神看護の目的

「精神看護」という言葉は，狭義の「精神科看護」，すなわち精神疾患を抱えた人に対する看護と，疾患を抱えているいないにかかわらず人々の精神的健康の向上，疾病予防を意味する「精神保健看護」を併せた概念である。精神保健の定義を加藤正明[10]は，「広く人間の精神健康に関する諸科学の総合であり，単に精神的不健康の予防及び対策を研究するのみではなく，健康人の精神健康をさらに増進，向上させることを研究か

つ実践するものである」と記している。なお近年は,「精神保健」は行政用語として使用されてきた経緯があることから,「メンタルヘルス」という表現が好んで用いられている。加藤は,「メンタルヘルス,つまり心の健康を含む人間の健康増進には,自己を変えて環境に合わせることだけではなく,自分に合わせて環境を住みやすいものにしていくという両面が統合されねばならない。特にメンタルヘルスといえば,心の特徴や考え方のほうに重きがおかれがちだが,『自己を変革しつつ環境を変え,環境を変えながら自己を変革する』という弁証法[注]的な関係が成立することが望ましい。こういう状態こそがウェル・ビーイング（well being/幸福）の名に値するだろう」[10]と述べている。

6. 精神科看護の目的と倫理指針

　精神科看護師の職能団体である日本精神科看護協会では,精神科看護とは「精神的健康について援助を必要としている人々に対し,個人の尊厳と権利擁護を基本理念として,専門的知識と技術を用い,自律性の回復を通して,その人らしい生活ができるよう支援すること」であると定義している[11]。そして,精神科看護師の責務として以下の倫理指針を提示している[12]。

① 精神科看護者は,対象となる人々の基本的人権を尊重し,個人の尊厳と権利を擁護する。

② 精神科看護者は,対象となる人々が説明と同意に基づき治療へ参画できるよう努める。

③ 精神科看護者は,治療過程において隔離等の行動制限が必要な場合に,それを最小限にとどめるよう努める。

注）弁証法　世界や事物の変化や発展の過程を本質的に理解するための方法,法則を指す。

④ 精神科看護者は，職務上知り得た秘密を守り，プライバシーを保護する。

⑤ 精神科看護者は，専門職業人として質の高い看護を提供するため継続して学習に努める。

⑥ 精神科看護者は，より有効な看護実践を探求するため研究に努める。

⑦ 精神科看護者は，家族や他の専門職との連携を図り，対象となる人々がその人らしく生活できるよう努める。

⑧ 精神科看護者は，専門的知識と技術をもって，社会の信頼と期待に応えられるよう努める。

⑨ 精神科看護者は，地域社会の人々にノーマライゼーションの観点から，精神保健福祉の普及（思想）に努める。

⑩ 精神科看護者は，看護専門職能人として地位の向上と看護水準を高めるため政策提言をおこなう。

　精神科医療では，自殺企図や自傷他害がある場合ないし，その恐れがある場合には行動制限を行うことが法的に認められている。したがって精神科看護師は，そもそも倫理的ジレンマが生じやすい環境の中で看護実践することが求められている。患者の尊厳と権利を最大限に尊重することに敏感であることは，必須要件である。

7. 看護師に期待されるこころの看護

　看護師は対人サービスを提供する専門家である。特に，直接的なサービスを提供することが多い看護師は，対象との間で言語的・非言語的コミュニケーションを通じて支援的・治療的な関係を構築しながらそれを遂行しなければならない。そして支援的・治療的な関係を構築するには，まず対象との間で信頼関係が成立されなければならない。したがって看護師には，対人関係能力，対象から信頼を得て関係を構築して発展させ

る能力，さらに，適切な形で関係に終止符を打つ能力が求められる。

　精神に限らず対象との間で一定期間，関係を維持する目的の1つは，まさにこころのケアの提供である。すなわち対象に寄り添い，最後まで見守ろうとする姿勢，対象を理解し，共感しようとする態度，対象の葛藤に揺さぶられながらも一緒に希望を見いだそうとする覚悟，対象がもつ可能性を信じ，一方で折り合いをつけながら対象の意思決定を支援しようとする志向性，時には「引き受けないことを引き受ける」ことも含めて，要は対象との間に自立的な関係を実現することである。

　これらの姿勢，態度，覚悟，志向性，自立した者同士の関係を目指すことは，精神科看護師か否かに限らず，すべての看護師に求められる能力である。また，こころのケアを提供し得るのは，看護師の性格でも思い入れでもなく，能力であることを覚えておきたい。一方で，看護師はその能力を発揮するうえで自分らしさ，個性や気質，声や見た感じ，印象すべてを，意図的に使うことになる。

8. 精神看護学が目指すこと

　上述したように，精神看護は狭義の精神科看護，いわゆる精神科医療を想定した精神科看護のみならず，急性疾患や慢性疾患，また生活習慣病など身体疾患を抱えた患者のメンタルヘルス，さらには，一般生活者の精神健康増進を意図したメンタルヘルスをも包含するものである。看護学領域において，人を生物学的存在として，また心理社会学的存在としてとらえる全人的観点は必須であり，いかなる臨床場面においても，そうした観点から提供される看護，すなわち「こころの看護」が求められている。これに資するのが精神看護学である。なお，個人をトータルな存在として見る精神看護学にあっては，個人の心理や身体のみに着眼するのではなく，対象を，心身両面から構成される「精神活動の主体」，

他者とともに自立した，かつ相補的な「対人関係を構築していく主体」，ライフサイクルやスピリチュアルな面からは常に「成長し続ける主体」，「地域で生活する主体」としてとらえ，その主体の自立を促すよう支援することを究極の目的としている。

　さらに，看護師には，患者ないし個人のアドボケートとしての役割が期待されることから，他者を擁護することの意味と責任を自覚し，擁護を適切に遂行する能力も不可欠である。こうした能力の育成に資するのも，精神看護学である。個人対個人の関係だけではなく集団，組織，社会という枠組みと，それらの力動を理解し，個人や集団の安寧とQOL，倫理や公平を配慮しつつ介入する能力の獲得を目指したい。

　なお精神看護の代表的な理論としては，ヒルデガード・E・ペプロウの対人関係論，オレム・アンダーウッドのセルフケア理論があげられる。前者のペプロウ[13]は，看護プロセスの中で患者を共同作業者として概念化し，それまでの「看護実践は患者に対するまたは，患者のための行為」という定義を破棄，患者と看護師の関係の本質にパラダイムシフトをもたらした。一方，ドロセア・E・オレムが提唱したセルフケア理論[14]を，精神科看護に応用したのがパトリシア・R・アンダーウッド[15]である。オレム・アンダーウッドモデルとして，精神科看護臨床にて頻用されている。セルフケア理論では，セルフケアとは「個人が生命，健康，安寧を維持する上で，自分自身で開始し遂行する諸活動の実践」であり，セルフケアは「自分のために」と「自分で行う」という二重の意味をもち，人は自らのセルフケアについて責任と権利があると考える。オレム・アンダーウッドモデルでは，普遍的セルフケア要素を ① 空気・水・食物の十分な摂取，② 排泄物と排泄のプロセスに関するケア，③ 体温と個人衛生の維持，④ 活動と休息のバランスの維持，⑤ 孤独とつきあいのバランス，⑥ 安全を保つ，の6つに集約した。

本科目のカリキュラム構成であるが，「概論」として精神看護の概要，精神科医療福祉制度と法律と歴史，こころの構造・機能・発達，精神看護の対象理解とアセスメント，精神疾患の治療と看護，精神科リハビリテーション，地域生活を支える看護，当事者や家族の活動を，「各論」として，統合失調症，うつ病，双極性障害，不安症，パーソナリティ障害，発達障害，自閉症スペクトラム症などの看護，アディクション看護を，最後に，精神看護と看護の将来を展望する観点から，コンサルテーションとリエゾン精神看護を用意した。アディクション看護は，精神看護学のみならず全看護学領域にて共有されるべき課題であることから，本科目においては特に力を入れた。多様なアディクション問題に対して看護ならではのアプローチや，コンサルテーション活動を展開していくことが期待される。

なお，本科目は「看護師資格取得に資する科目」である。

引用文献

1) 吉川武彦：系統看護学講座別巻，精神保健福祉，第2版，pp 142-149，医学書院，2007

2) Zubin J, Spring B：Vulnerability—a new view of schizophrenia. J Abn Psychology, 86：103-126, 1977

3) アーロン・アントノフスキー，山崎喜比古，他（監訳）：健康の謎を解く―ストレス対処と健康保持のメカニズム，pp 3-39，有信堂高文社，2001

4) American Psychiatric Association，日本精神神経学会（日本語版用語監修），高橋三郎，他（監訳）：DSM-5　精神疾患の診断・統計マニュアル，医学書院，2014

5) American Psychiatric Association，高橋三郎，他（訳）：多軸評定. DSM-Ⅳ-TR 精神疾患の分類と診断の手引，新訂版，pp 35-45，医学書院，2003

6) 警察庁ホームページ：https://www.npa.go.jp/publications/statistics/safetylife/jisatsu.html（最終閲覧日：2018年1月）

7) 厚生労働省：平成 27 年人口動態統計月報年計（概数）の概況, p 36, 2015（http://www.mhlw.go.jp/tokei/saikin/hw/jinkou/geppo/nengai15/dl/h.7.pdf）（最終閲覧日：2018 年 2 月）

8) 中井久夫：いじめの政治学（アリアドネからの糸）, pp 2-23, みすず書房, 1997

9) 厚生労働省：医療施設調査・病院報告（結果概要）. http://www.mhlw.go.jp/toukei/list/79-1a.html（最終閲覧日：2018 年 1 月）

10) 加藤正明：メンタルヘルス—病気と事例をめぐるこころの健康学, 創元社, 1986

11) 日本精神看護技術協会（監）：詳説 精神科看護ガイドライン, pp 16-36, 精神看護出版, 2011

12) 日本精神看護技術協会（監）：第 1 巻 看護実践/看護倫理. 実践 精神科看護テキスト, 改訂版, pp 152-156, 精神看護出版, 2011

13) Hildegard E. Peplau：Interpersonal Relations in Nursing, G. P. Putnam's Sons, 1952（ビルデガード・E・ペプロウ, 稲田八重子, 他（訳）：人間関係の看護論, 医学書院, 1973）

14) ドロセア E. オレム, 小野寺杜紀（訳）：オレム 看護論 看護実践における基本概念, 第 4 版, 医学書院, 2005

15) 稲岡文昭：オレムアンダーウッド理論の課題と展望. 南裕子, 稲岡文昭（監修）：セルフケア概念と看護実践, pp 239-243, へるす出版, 1987

2 | 精神科医療福祉制度と法律と歴史

吉川　隆博

《目標＆ポイント》
1）わが国における精神医療の成り立ちおよび法制度化の背景と精神医療の特性について理解する。
2）精神保健医療福祉施策の方向性および精神障害者の権利と地域生活を支える法律・制度について理解する。
3）精神保健福祉法に規定される入院形態と退院促進の仕組みについて理解する。

《キーワード》　精神医療の歴史，長期入院，精神保健医療福祉施策の改革ビジョン，障害者施策，障害者基本法，障害者権利条約，障害者総合支援法，精神保健福祉法

1.　はじめに

　精神疾患をもつ人々を取り巻く状況は，それぞれの時代の特徴を反映しつつ今日まで発展を遂げてきた。近年は精神疾患をもつ人の地域生活を支える体制づくりが進められているが，入院医療中心から地域生活中心へと，施策の転換がどのように図られてきたのか理解を深めることが重要である。そのためには，わが国における精神医療の歴史の変遷から，課題を理解することが必要である。

　また，新たな長期入院患者を生み出さないために，精神科医療福祉制度として，どのような内容が反映されているのか合わせて理解することが重要になる。医療と福祉との連携を深めるためにも，各々の制度・法

第2章　精神科医療福祉制度と法律と歴史　｜　**27**

律がどのように関連しているのかという視点から理解を深めることが必要である。

2.　精神医療の歴史の変遷

（1）社会的な時代背景

a）社会からの隔離・収容施策

　わが国では，明治30年代になり精神障害者に関する初めての法律「精神病者監護法」が制定（1900年公布）された。精神病者監護法が制定された背景には，相馬事件を代表とする精神障害者の不法監禁に関する社会的問題があった。精神病者監護法は，親族会で選任した4親等以内の親族を監護義務者として，精神障害者を「私宅」または「病院」などに監置することを義務づけた。ただし，当時の精神科病院は全国に14施設しかなかったことから，現実的にはそれまでの私宅監置を合法化する結果となった[1][2]。

b）私宅監置と民間療法への批判

　呉秀三らは精神医学の立場から1910年から1916年にかけて1府14県の計364の私宅監置室や当時の民間療法などを調査し，「精神病者私宅監置ノ實況及ビ其統計的觀察」[3]として結果をとりまとめた。呉はとりまとめた報告書の中で，私宅監置や民間療法に対する批判に加えて，当時の精神病者監護法が不法監禁を取り締まることのみを眼中に置いていることから，治療的な側面が大きく阻害されていると批判した。

　1917（大正6）年6月30日になって，保健衛生調査会による在院精神障害者および私宅監置精神障害者の調査が行われた。上記の調査結果などを受けて，1919（大正8）年「精神病院法」が公布され，内務大臣は道府県に精神病院（公立）の設置を命じることができるようにするとともに，私立精神病院をもって道府県病院の「代用精神病院」に指定できる

ようにした。

（2）入院中心施策の到来

精神病院法が公布されて約30年が経過した1950（昭和25）年に，「精神衛生法」が制定された。精神衛生法により精神障害者は精神病院，精神科病室に収容することに規定したことから，私宅監置制度は廃止されることになった。そのことは私宅監置（座敷牢）に替わる収容先として精神科病院の設置を加速することにつながったと思われる。

精神衛生法が制定した年の精神病床は約3万床であったが，当時全国の精神障害者数は推定130万人とされており，そのうち入院を要する者が35万人と考えられていた[4]。

精神衛生法の制定により，非営利法人の精神病院の設置・運営に要する経費に国庫補助金が設けられ，そのことが契機となり，わが国に精神病院建設ラッシュの時代が到来し，1959（昭和34）年当時479施設（約8万5千床）だった単科精神科病院は，15年後の1974（昭和49）年には928施設（約27万3千床）へ増加した。

a）精神科病院へ期待された役割

1950（昭和25）年の精神衛生法の制定により，わが国の精神医療は私立精神科病院がその役割の多くを担うようになった。ただし，その状況について小俣は「その出発点が，いわば各家庭の手によって隔離・拘禁されていた患者の，同様の収容・隔離という目的にあったがために，ほとんどの精神病院が入院患者の『永住先』と化し，精神病院が患者にとっての『安住地』となってしまったことは周知のとおりである」[5]と述べているように，当時の精神科病院には治療よりも生活の場としての役割が求められていたように思われる。

b）看護職の配置と看護援助の特徴

　全国で精神科病院の新設または増築により精神病床が増加していったが，必ずしも看護者などの専門職を十分配置できていたとは言えない。精神科病床の需要は増えたけれども，それに見合うだけの医師や看護者の確保が困難な時代だったとも言える。

　そういった状況を補うかのように，1958（昭和33）年の厚生事務次官通知（発医第132号）では精神科病院を特殊病院と位置づけ，一般医療と比較して精神科の医師は3分の1（48：1），看護職は3分の2（6：1）でよいという，いわゆる「精神科特例」が定められた。

　そのような配置基準もあって結果的に精神科病院では，多くの入院患者を少ない看護者で援助せざるを得ない状況が続いた。当時は一つの看護単位（病棟）が100床を超えるという病院が珍しくなかった。当時の精神科病院における入院患者の日常生活援助で，患者個々への援助を展開することは容易なことではない。そのため看護援助の方法も，「個別援助」よりも「集団管理」に対応する枠組みが築かれてきた。

（3）国際的批判（クラーク勧告）

　1966年12月，日本政府は当時の社会的，公衆衛生的課題の一つであった精神障害の早期発見とリハビリテーションを促進し，わが国の現状を観察評価し地域衛生活動に関する指示を受けるために，WHO（世界保健機関）に対し顧問の派遣を要請した。

　翌年の1967年11月，WHOの顧問としてデービッド・H・クラーク（David H. Clark）が来日し，3か月間の滞在期間の中で精神科病院15施設，精神薄弱施設7施設，精神衛生センター5施設などを訪問し，その観察結果に基づき日本政府に精神医療改革を進めるよう勧告を行った[6]。

（4）戦後の入院医療・看護の特徴

1952（昭和27）年にクロルプロマジンが開発され，精神病にも薬物療法が開始された。その後，小林八郎が精神病者の治療に，レクリエーション療法が有効であることを紹介し，一つの治療として取り入れるようになった。小林らによりその体系化が行われ，「生活療法」が提唱されるようになった。

生活療法体系は日本独自のもので，「生活指導（しつけ療法）」，「レクリエーション療法（あそび療法）」，「作業療法（はたらき療法）」の柱からなる[9]（図2-1）。生活指導は，1947（昭和22）年頃から，ショック療法とともに精神外科療法が実施され始めたとき，手術後の患者が示す無為無欲の状態への後療法として，精神外科医によって提唱されたといわれている[10][11]。生活指導は日課指導と集団指導体制により，起床から就寝まで一貫した生活管理を行い，健常な生活習慣を再学習させようとする患者への働きかけとして普及していった。当時としては病棟全体に張り合いと生活リズムを保ち，また患者同士の人間的交流や協調性を養おうという働きかけであった[12]。

1957（昭和32）年に，群馬大学において"分裂病再発予防5カ年計画"が提唱された。当初，医師と看護者が協力して病室の開放看護から着手

生活療法
（くらし療法）
①生活指導（しつけ療法）
　habit training
②レクリエーション療法（あそび療法）
　recreation therapy
③作業療法（はたらき療法）
　work therapy

図2-1　生活療法の体系

小林八郎, 小林清男：レクリエーション療法. 日本医事新報,
1662：35-41, 1956

したこの計画は，後に"分裂病予後改善計画"に改められ，それを母体として生まれた治療指針が1962（昭和37）年になって「生活臨床」と名づけられた[7]。生活臨床は患者の日常生活に主眼を置き，精神障害者のこれまでの生活を改善するように働きかけて自立できるようになることを目指していた[8]。

（5）精神科病院における社会復帰の取り組み
a）病院内のリハビリテーション時代（1960年代）

1960年代に抗精神病薬が導入されたことにより，精神病治療は大きな進展を迎えるようになった。そのような薬物療法の発展を背景として，精神障害者の退院が臨床で現実的な目標となるようになった。作業療法やレクリエーション活動が盛んになるにつれて，病院内リハビリテーションでも活動の場が広げられ始めた。

1965年には「理学療法士及び作業療法士法」が制定され，これらの職種が精神科リハビリテーションに携わるようになった。作業療法は次第に訓練の場を病院外に求め，外勤作業が繰り広げられるようになった。社会復帰病棟での単身生活を目指した訓練としてナイト・ホスピタル，生活訓練の場を病院外に移した中間宿舎（ナイト・ケア）やデイ・ホスピタル（精神科デイケア）などが推進された[13]。

b）社会復帰施設のリハビリテーション時代（1970年代）

1971年に神奈川県に設立された川崎市社会復帰医療センターを皮切りに，各地に公立の施設がつくられたのがこの時代の特徴である[14]。これらの社会復帰関連施設におけるリハビリテーション活動は，精神病院の長期入院患者の社会復帰を促進するという実績を示しているとも言える。

1974年になると作業療法とデイケアの診療報酬が点数化されたこと

により，各地の病院で盛んに取り組まれるようになった。しかしながら，外勤作業や共同住居におけるナイトケアなどには，経済的保障が示されなかった背景により，当時の精神病院では必ずしもリハビリテーションが積極的な位置づけにならなかった。

c）地域リハビリテーションの時代（1980年代）

1980年国際障害者年を契機にWHOが整理しなおした障害概念をもとにして，上田敏が障害の構造を明確に示すようになった。精神保健法改正が検討され始めた1986年頃になると，精神障害者は医療の対象者であると同時に，保健や福祉の対象者であるという考え方として広まった。ようやく精神障害領域でも障害の概念が徐々に認められるようになったと言える。

このような考え方に基づいて「障害者の雇用の促進に関する法律」「精神保健法」さらには「障害者基本法」が次々と改正され，ようやく精神障害者リハビリテーションも医療の枠組みを超えて，職業や福祉の領域に広げられるようになったといわれている[15]。この年には診療報酬の中に訪問看護指導料が創設されたことや，翌年1987（昭和62）年の精神保健法の成立によって，社会復帰が全面に打ち出されたことに伴い，訪問看護はリハビリテーションのサポートシステムの中に位置づけられるようになった。

精神障害者対策は「精神病院から社会復帰施設へ」という流れをさらに進めて，「社会復帰施設から地域社会へ」という医療から福祉へという新しい流れを形成していくことになった[16]。「精神障害者保健福祉手帳」も制度化され，精神障害者が福祉サービスを受けるようになった。1994（平成6）年には訪問看護ステーションの対象となったことで，飛躍的に増えていくようになった[17]。また，小規模作業所（授産施設）や共同住居（グループホーム）なども増加し，精神障害者の社会参加が図られるよう

になった．看護者の役割として地域で患者の生活を支援することが，ますます求められるようになった．

3. 精神保健医療福祉施策の改革ビジョン

厚生労働省は 2003 年より，わが国の精神科病院における長期入院患者の課題などの解決に向けて，精神保健福祉対策本部を設置し，心の健康問題に対する普及啓発，精神医療の機能分化，精神障害者の地域生活支援のあり方について，それぞれ検討会を立ち上げ議論を重ねてきた．

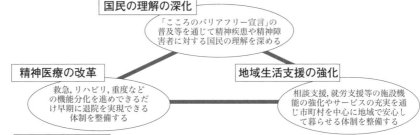

図 2-2 精神保健福祉施策の改革ビジョンの枠組み
厚生労働省精神保健福祉対策本部：精神保健医療福祉の改革ビジョン（概要），平成 16 年 9 月より引用

それらの検討会のとりまとめを受けて，2004 年 9 月には「精神保健医療福祉施策の改革ビジョン（以下，改革ビジョン）」[18]を決定し，具体的な施策の実施につなげることになった。改革ビジョンの基本方針は，「入院医療中心から地域生活中心へ」という基本的な方策を推し進めていくことである。わが国の精神医療は，長年にわたり精神疾患の治療と患者の保護という目的で，入院医療に偏重する施策を進めてきた。その結果，人口当たりの精神病床数が多くなり，長期入院という課題を生み出す結果を招いた。そのような諸外国と比較して立ち後れたわが国の精神保健医療福祉施策の再編と基盤強化を，10 年計画で進めていくことになった。

改革ビジョンの枠組みは図 2-2 にあるように，国の重点施策は「国民意識の変革」，「精神医療体系の再編」，「地域生活支援体系の再編」の 3 本柱からなる[18]。

4. 障害福祉制度の対象者へ

（1） 精神障害者を対象へ

わが国の福祉サービスは，2006 年に施行された「（旧法）障害者自立支援法」に基づき，身体障害者，知的障害者，精神障害者の 3 障害の一元化による，市町村によるサービスの給付と提供が行われるようになった（図 2-3）[19]。それにより，精神障害者を対象とした福祉サービスは，本法により提供されるようになった。

障害者自立支援法は，サービスの利用手続きおよび基準の透明化，明確化を図るために「障害程度区分」を導入した。また，障害者がもっと働ける社会を目指し，一般就労への移行を支援する事業を創設した。

2012 年には，精神科病院の長期入院患者の地域移行と，退院後の地域定着を行うための支援が障害者自立支援法に盛り込まれた。また翌年の

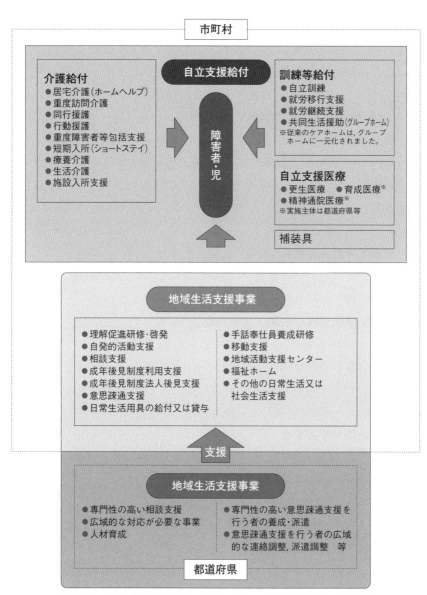

図 2-3 障害者を対象としたサービス（障害者総合支援法）
全国社会福祉協議会：障害福祉サービスの利用について（平成27年4月版）より引用

2013年には，それまでの障害者自立支援法が「障害者の日常生活及び社会生活を総合的に支援するための法律（通称「障害者総合支援法」）」に改正され施行した。

（2）障害者総合支援法の概要について
a）目的の改正
「自立」の代わりに，新たに，「基本的人権を享有する個人としての尊厳」を明記した。また，障害福祉サービスに係る給付に加え，地域生活支援事業による支援を明記し，それらの支援を総合的に行うことに改正された。

b）障害者の範囲の見直し
制度の谷間のない支援を提供する観点から，障害者の定義に新たに難病などを追加し，障害福祉サービスなどの対象とした。

c）障害支援区分への名称・定義の改正
旧法の「障害程度区分」を「障害支援区分」に改め，その定義を「障害者等の障害の多様な特性その他の心身の状態に応じて必要とされる標準的な支援の度合を総合的に示すものとして厚生労働省令で定める区分」とした（平成26年4月1日施行）。

d）障害者に対する支援
① 重度訪問介護の対象拡大
② 共同生活介護の共同生活援助への一元化
③ 地域移行支援の対象拡大
④ 地域生活支援事業の追加

e）サービス基盤の計画的整備
障害福祉計画に「サービスの提供体制の確保に係る目標」などを必ず定める事項に追加し，基本指針や障害福祉計画について，定期的な検証

と見直しを法定化した。

f）障害支援区分への見直しにおける適切な障害支援区分の認定のための措置

　旧法の障害者自立支援法における「障害程度区分」は，知的障害者および精神障害者では，一次判定で低く判定され，二次判定で引き上げられている割合が高かった。そこで，新たな「障害支援区分」では，旧法の調査項目では評価が難しかった知的障害者や精神障害者の特性をより反映するため以下の6項目が追加された。

> 健康・栄養管理：体調を良好な状態に保つために必要な健康面・栄養面の支援を評価
> 危険の認識：危険や異常を認識し安全な行動を行えない場合の支援を評価
> 読み書き：文章を読むこと，書くことに関する支援を評価
> 感覚過敏・感覚鈍麻：発達障害等に伴い感覚が過度に敏感になること，鈍くなることの有無を確認
> 集団への不適応：集団に適応できないことの有無や頻度を確認
> 多飲水・過飲水：水中毒になる危険が生じるほどの多飲水・過飲水の有無や頻度を確認

5. 障害者制度改革

　2009（平成21）年12月8日，障害者制度改革の推進体制として，閣議決定により「障がい者制度改革推進本部」を設置し，障害者権利条約の締結に必要な国内法の整備をはじめとする，わが国の障害者制度の集中的な改革を進めた。そのために，精神障害者の支援に係る医療制度面に

ついて障害者制度改革の観点から早急に検討し結論を得ることが求められた。

（1）精神障害者の医療に関する検討項目

2010（平成22）年6月29日に「障害者制度改革の推進のための基本的な方向」について閣議決定が行われ，個別分野における基本的方向と今後の進め方の中で，精神障害者の医療に係る以下の3項目について検討が求められた。厚生労働省は上記の閣議決定を踏まえ，2010（平成22）年5月に，厚生労働大臣政務官を主担当とする「新たな地域精神保健医療体制の構築に向けた検討チーム」を立ち上げ順次議論を行った。

---

① 精神障害者に対する強制入院，強制医療介入等について，いわゆる「保護者制度」の見直し等も含め，その在り方を検討し，2012（平成24）年内を目途にその結論を得る。

②「社会的入院」を解消するため，精神障害者に対する退院支援や地域生活における医療，生活面の支援に係る体制の整備について，総合福祉部会における議論との整合性を図りつつ検討し，2011（平成23）年内にその結論を得る。

③ 精神科医療現場における医師や看護師等の人員体制の充実のための具体的方策について，総合福祉部会における議論との整合性を図りつつ検討し，2012（平成24）年内を目途にその結論を得る。

（2）障害者権利条約の批准

「障害者権利条約」は2006（平成18）年12月に国際連合総会において採択された。本条約は障害者の人権や基本的自由の享有を確保し，障害者の固有の尊厳の尊重を促進するため，障害者の権利を実現するための

措置等を規定した，障害者に関する初めての国際条約である。

2009（平成21）年より，障害者権利条約の批准に向けて必要な国内法の整備などの推進を図るため，2010（平成22）年6月29日に「障害者制度改革の推進のための基本的な方向について」を閣議決定した。

2013（平成25）10月には，国会において条約締結に向けての議論が始まり，同年11月19日の衆議院本会議，同年12月4日の参議院本会議において全会一致で障害者権利条約の締結が承認された。そして，2014（平成26）年1月20日，国連代表部大使が，障害者権利条約の批准書を国連に寄託し締約国となり，30日後の2月19日よりわが国において効力が発生した。

わが国は140番目の締結国で，2014（平成26）年1月20日現在，米国を除くG8，中国，韓国，EUなどの140か国・1地域機関が，同条約を締結している。

（3）障害者基本法の改正

2011（平成23）年に「障害者基本法の一部を改正する法律案」が可決・成立した。改正障害者基本法の目的は，「全ての国民が，障害の有無にかかわらず，等しく基本的人権を享有するかけがえのない個人として尊重されるものである」ことを理念とし，「障害の有無によって分け隔てられることなく，相互に人格と個性を尊重し合う。」という共生社会の実現の推進が強調された。

また，第三条の地域社会における共生などにおいて，「全て障害者は，可能な限り，どこで誰と生活するかについての選択の機会が確保され，地域社会において他の人々と共生することを妨げられないこと。」と明記された。これは長期入院精神障害者の地域移行においても関わる内容である。

（4）障害を理由とする差別の禁止に関する法律の制定

障害者権利条約の批准に向けて必要な国内法整備の一環として，「全ての国民が，障害の有無によって分け隔てられることなく，相互に人格と個性を尊重し合いながら共生する社会の実現に向け，障害を理由とする差別の解消を推進する」ことを目的として，2013（平成 25）年 6 月，「障害を理由とする差別の解消の推進に関する法律」が制定された（2016年 4 月 1 日施行）。

障害者差別解消法は，改正障害者基本法第 4 条の基本原則「差別の禁止」をより具体化するものであり，差別を解消するための措置として，「差別的取扱の禁止」と「合理的配慮の不提供の禁止」を規定した。「差別的取扱の禁止」は，国・地方公共団体等および民間事業者に対し義務規定となり，「合理的配慮の不提供の禁止」は，国・地方公共団体などにおいては義務規定，民間事業者に対しては努力義務規定とした。

6. 精神保健福祉法

（1）精神保健福祉法の目的

1995（平成 7 年）に成立した，精神保健及び精神障害者福祉に関する法律（以下，精神保健福祉法）は，精神障害者の医療および保護を行うとともに，社会復帰の促進及びその自立と社会経済活動への参加の促進のために必要な援助を行い，ならびにその発生の予防その他国民の精神的健康の保持および増進に努めることによって，精神障害者の福祉の増進および国民の精神保健の向上を図ることを目的とする。

（2）入院に関する規定
a）精神保健指定医

精神保健指定医（以下，指定医）は，厚生労働大臣により指定される。

第2章　精神科医療福祉制度と法律と歴史　│　**41**

指定医には，措置入院や医療保護入院など，いわゆる「非自発的入院」
に関する入院の要否や，行動制限に関する要否の判断を行うなど，精神
障害者の人権に関与する役割が規定されている。

b）入院形態

　精神保健福祉法では，以下の4つの入院形態が規定されている（**図2-
4**）。

　1〜3の入院形態は，本人の同意によらない入院である。措置入院（緊
急措置入院）は指定医2名の診断により都道府県知事（行政）が措置権
者となるため，家族同意は要しない。2の医療保護入院は指定医1名の
診断と家族等の同意による入院形態である。3の応急入院は，医療保護

1　措置入院／緊急措置入院（法第29条／法第29条の2）

【対　象】入院させなければ自傷他害のおそれのある精神障害者
【要件等】精神保健指定医2名の診断の結果が一致した場合に都道府県知事が措置
　　　　　（緊急措置入院は，急速な入院の必要性があることが条件で，指定医の診察は1名で足りる
　　　　　が，入院期間は72時間以内に制限される。）

2　医療保護入院（法第33条）

【対　象】入院を必要とする精神障害者で，自傷他害のおそれはないが任意入院を行う状態にない者
【要件等】精神保健指定医（又は特定医師）の診察及び家族等の同意が必要
　　　　　（※特定医師による診察の場合は12時間まで）

3　応急入院（法第33条の4）

【対　象】入院を必要とする精神障害者で，任意入院を行う状態になく，急速を要し，家族等の同意
　　　　　が得られない者
【要件等】精神保健指定医（又は特定医師）の診察が必要であり，入院期間は72時間以内に制限さ
　　　　　れる。（※特定医師による診察の場合は12時間まで）

　　　　　　　　　　　　　　　　　　　　　　　　↑　非自発的入院
- -
　　　　　　　　　　　　　　　　　　　　　　　　↓　自発的入院

4　任意入院（法第22条の3）

【対　象】入院を必要とする精神障害者で，入院について，本人の同意がある者
【要件等】精神保健指定医の診察は不要

図2-4　精神保健福祉法における入院形態の概要
厚生労働省精神・障害保健課資料

入院を想定した入院形態であり，診察時に家族と連絡がとれない場合に72時間を限度として入院できる制度である。1から3は本人が任意入院による入院を希望しない状態で，本人の同意（意思）によらない入院となるため，非自発的入院と呼ばれる。一方，4の任意入院は，本人の同意（意思）による入院となるため，自発的入院と呼ばれる。患者の人権尊重がより求められるのは，非自発的入院である。

（3）早期退院に関する規定

2013（平成25）年の精神保健福祉法改正の改正により，医療保護入院は本人の同意によらない入院であるため，早期退院を目指すための仕組みを設けた。具体的には，精神科病院の管理者の責務として，医療保護入院患者の退院後の生活環境に関する相談および指導を行う者を設置すること。精神科病院と地域援助事業者（相談支援事業者等）との連携や退院促進のための病院内の体制整備について，次のような規定を設けた。

精神科病院の管理者の責務
① 退院後生活環境相談員の選任（第33条の4）
② 地域援助事業者との連携（第33条の5）
③ 退院促進のための体制整備（第33条の6）
　（医療保護入院者退院支援委員会の設置）
　※第33条の5の地域援助事業者との連携は努力義務

---

a）退院後生活環境相談員の選任について

退院後生活環境調整員とは，医療保護入院者が可能な限り早期に退院できるように，患者の退院支援の取り組みにおいて中心的役割を果たす者である。入院の長期化を防ぐ目的が大きく，医療保護入院となった患者全員に選任することが規定されている。

退院後生活環境相談員の具体的な役割としては，退院に向けた相談支援，地域援助事業者の紹介，医療保護入院者退院支援委員会の開催調整や運営，多職種連携のための調整，行政機関を含む院外の機関との調整などがある。

b）地域援助事業者との連携について

精神科病院の管理者には，患者やその家族の求めに応じて，退院後に利用する障害福祉サービスや介護サービスの事業所を紹介する役割が義務づけられている。これは医療保護入院者が円滑に地域生活に移行できるようにするとともに，精神科病院と地域援助事業者との連携を促進することが目的である。

c）退院促進のための体制整備について

医療保護入院者については，入院診療計画書に記載した推定される入院期間を経過して，引き続き入院を継続する必要があるかどうかの審議を行うため，「医療保護入院者退院支援委員会」を設置することが義務づけられている。

厚生労働省は，入院診療計画書に記載する推定される入院期間について，原則として1年未満の期間を設定するよう指導している。これは原則1年未満の入院期間を目指す方策に向けた体制整備の一つである。

引用文献

1) 精神保健福祉研究会（監）：我が国の精神保健福祉（精神福祉ハンドブック）平成21年度版，pp 20-21，太陽美術，2010
2) 八木剛平，他：日本精神病治療史，pp 91-92，金原出版，2002
3) 呉修三，他：精神病者私宅監置ノ實況及ビ其統計的觀察（復刻版），「新樹会」創造出版，2000
4) 精神保健福祉研究会（監）：我が国の精神保健福祉（精神福祉ハンドブック）平

成 21 年度版, p 21, 太陽美術, 2010

5) 小俣和一郎：精神病院の起源―近代篇, p 78, 太田出版, 2000

6) デービッド H. クラーク：日本における地域精神衛生―WHO への報告, 1967 年 11 月より 1968 年 2 月に至る 3 ヵ月間の顧問活動に基づいて※国立精神衛生研究所発行の「精神衛生資料第 16 号」に掲載されたもの.

7) 臺　弘：分裂病の生活臨床, 創造出版, 1, 1986

8) 佐々木日出男, 津曲裕次：リハビリテーションと看護―その人らしく生きるには, p 76, 中央法規出版, 1996

9) 小林八郎, 小林清男：レクリエーション療法. 日本医事新報, 1662：35-41, 1956

10) 外口玉子：系統看護学講座 専門 25 精神看護学 1, pp 178-179, 医学書院, 1999

11) 小林辰雄：精神科リハビリテーション看護 1 歴史を振り返る中で. 精神科看護, 43：96-100, 1993

12) 田中一明：今さら聞けないこの言葉―5 生活療法. 精神科看護, 28：79, 2001

13) 原田文隆, 蜂矢英彦：誰にでもできる精神科リハビリテーション, p 5, 星和書店, 1995

14) 原田文隆, 蜂矢英彦：誰にでもできる精神科リハビリテーション, p 6, 星和書店, 1995

15) 原田文隆, 蜂矢英彦：誰にでもできる精神科リハビリテーション, p 8, 星和書店, 1995

16) 坂田三允, 遠藤淑美：精神科看護とリハビリテーション, p 19, 医学書院, 2000

17) 松下正明：精神科リハビリテーション・地域精神医療（臨床精神医学講座 20）, pp 139-140, 中山書店, 1999

18) 厚生労働省精神保健福祉対策本部：精神保健医療福祉の改革ビジョン（概要）, 平成 16 年 9 月

19) 全国社会福祉協議会：障害福祉サービスの利用について（平成 27 年 4 月版）

3 | こころの構造・機能・発達

| 松下　年子

《**目標＆ポイント**》
1）こころの構造と機能を学ぶ。特に，精神力動的観点からこころのメカニズムを理解する。
2）防衛機制と対処行動の実際を学ぶ。
3）こころの発達段階を理解し，より健康的，適応的にこころが成長するための要件，資源について学ぶ。
4）こころの機能・発達をより促進するための看護のありようについて考える。

《**キーワード**》　こころの構造，こころの機能，防衛機制，対処行動（コーピング），こころの発達（発達理論），ライフサイクル，発達課題，危機

1. こころの構造

　20世紀末の著名な精神分析家，精神分析学の創設者でもあるフロイトによって，こころは「意識」「前意識」「無意識」の3局面から構成されていると仮定された[1]（**図 3-1**）[2]。フロイトの理論の特徴的なところは，これら3つの局面のうち，特に「無意識」の力が精神活動に寄与するという見方である。すなわち，われわれが認識可能な「意識」の部分は氷山の一角にすぎず，むしろ水面下にある「無意識」の世界が精神的経験および，その結果としての言動の多くを左右するという点である。ちなみに「前意識」とは，意識しようとすれば思い出せるが，普段は意識されていないレベルの層をいう。それまでのこころの解釈にあっては，「無

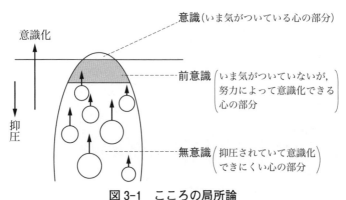

図 3-1　こころの局所論
前田重治：図説　臨床精神分析学，p3，誠信書房，1985

意識」という言葉が頻用されることはなく，フロイトの「無意識」志向のとらえ方は，その後の精神療法，心理療法の世界に大きな影響をおよぼした。**図 3-1**[2]は，無意識に抑圧された葛藤（欲動や感情を伴った観念や記憶）が，意識化されようとしている様を示している。

　もう一つ，フロイトの弟子であった精神科医（その後決別している）ユングが主張したこころの構造も紹介したい。ユングによると，こころは「意識」「個人的無意識」「普遍的無意識（集合的無意識）」の3つから構成されており，無意識は個人のそれと集合のそれとに二分されるという。「普遍的無意識（集合的無意識）」は「個人的無意識」よりもより深い無意識の層であり，個人的な経験を超えた，集団や民族，人類といった集合体が共通して根底にもつ無意識の普遍的領域と仮定されている。前者の「個人的無意識」にはコンプレックスが抑圧されており，後者の層には人類に共通する神話的なモチーフや，象徴的なイメージなどの表象を生み出す「元型」と呼ばれる原初的な表現の鋳型のようなものが存在するという[3]（**図 3-2**）[4]。「無意識」志向であることはフロイトと共通

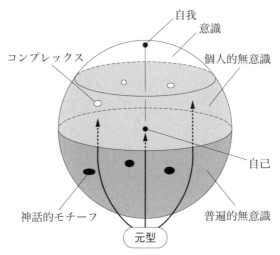

図 3-2 こころの構造
川嵜克哲：分析心理学．よくわかる臨床心理学
（下山晴彦 編），p153，ミネルヴァ書房，2009

しているが，その無意識を人類共通の「無意識」にまで広げているところが特徴といえる。

2. こころの機能

次にフロイトは，こころの機能について，**図 3-3**[5]のような精神力動論的解釈を紹介した。人が生まれながらもっているこころの機能は「エス」や「イド」といわれる部分であり，これは，精神活動のエネルギー源ともいえる。最も原始的な本能であり，たとえば「○○したい」「○○が欲しい」という願望から成り立っている。それに対して「自我（エゴ）」は，3 歳頃から「エス」や「イド」から分離して作られてくるといわれるもので，自分と他者，外界を区分する機能，己と外界をコントロールして調整する力を有する。そして「超自我（スーパーエゴ）」は，自我と同様に

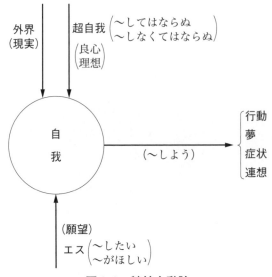

図 3-3 精神力動論
前田重治：図説 臨床精神分析学, p14, 誠信書房, 1985

後天的に獲得されるもので，多くは躾の中で他者の口から語られた「○○してはならぬ」という「禁止令」と，「○○しなくてはならぬ」という「あるべき論」を，自ら取り込んで内面化したものといわれている。「力動論」といわれるゆえんは，こころの中で自我が，一方はエスやイドの本能や欲求（「したい」「欲しい」）を引き受け，一方で，外界の決まりごとや規則，超自我の「禁止令」や「あるべき論」（「してはならぬ」「しなくてはならぬ」）を了解し，両者の相反する要請を調整する中で，最終的に「○○しよう」と意思決定していく機能を果たす，この様を力動学的にたとえたことによる。

　上述したように自我の力動学的機能がしっかりしていることは，精神活動が適応的に進むための必須要件といえる。したがって，自我が脅か

されるような事態に陥ると，自我は防衛機制を働かせてそれを回避しよ
うとする。防衛機制も自我の重要な機能の一つである。一方，防衛機制
が本人にとって比較的自覚しづらい機制なのに対して，対処行動は意識
しやすい機制といえる。いずれにせよ，適応的な防衛機制や対処行動を
ワンパターンでなく，状況ごと柔軟に，選択的に用いることができると
望ましいかもしれない。

　最後に，フロイトが提唱したこころの力動学的機能や，「エス・イド」
「自我」「超自我」それぞれの役割を理解する上で参考になるエリック・
バーンの「交流分析」[6]について紹介する。交流分析は精神分析の口語版
といわれる理論で，「構造分析」「（狭義の）交流分析」「脚本分析」「時間
の構造化」に大きく分けられる。まず紹介するのは「構造分析」である。
もし自分の自我状態について知りたければ，交流分析の理論を基盤とし
たエゴグラム（ego-gram）[7]をやってみるとよい。自我状態とは，私たち
が感じたり考えたり行動するときのもとになるこころの状態のことであ
る。エゴグラムでは，CP（Critical Parent：父親のこころ［批判的親（超
自我)]）とNP（Nurturing Parent：母親のこころ［養育的親]），A（Adult：
おとなのこころ［成人（自我)]），FC（Free Child：自由な子どものここ
ろ［自由な子ども（エス・イド)]），AC（Adapted Child：従順な子ども
のこころ［順応した子ども]）の5項目を評価するようになっている。

　それぞれのこころの特徴を**表3-1**[8]に示す。誰もが5つの自我状態を
有しているが，どれか1つ，2つに偏ってしまうのは好ましくないかも
しれない。たとえば，基本的には自我機能（A）がほどほどに高いことが
望ましいかもしれないが，最低限度のFCがなければこころのエネル
ギーが枯渇してしまう。一定レベルのCPやNPも円熟した社会人とし
て必須な部分である。ACについては，特異的に高いと自分で自分を苦
しめることになってしまうが（「よい子」であり続けることの生きづら

表3-1　各自我状態の一般的特徴

批判的親（CP）	・責任感が強い ・厳格である ・批判的である ・理想をかかげる ・完全主義
養育的親（NP）	・思いやりがある ・世話好き ・やさしい ・受容的である ・同情しやすい
成　　人（A）	・現実的である ・事実を重要視する ・冷静沈着である ・効率的に行動する ・客観性を重んじる
自由な子ども（FC）	・自由奔放である ・感情をストレートに表現する ・明朗快活である ・創造的である ・活動的である
順応した子ども（AC）	・人の評価を気にする ・他者を優先する ・遠慮がちである ・自己主張が少ない ・よい子としてふるまう

東京大学医学部心療内科 TEG 研究会（編）：新版 TEG
Ⅱ解説とエゴグラム・パターン，p7，金子書房，2006

さ），ある面では円滑に生き抜くための一スキルともいえる。したがって，エゴグラムの結果について「こうでなければならない」という見方をするのではなく，自分の傾向を掌握することに意義があるという見方で臨むとよいであろう。こころの機能のありよう，性格や行動パターン，価値観は多様であってよいはずである。

次に狭義の「交流分析」とは，人間関係の中で上述のこころ（具体的にはP（CP，NP），A，C（FC，AC））がどのように相互に発動し合っているか，相互交流のパターンを解明するものである。たとえば，Pの気持で声かけした人に対してCの気持で応答すれば，2者は相補的交流を展開したことになる。逆に，そのような声かけに対し「大人から大人への応答」で返せば，「交差的交流」になってしまう。次の「脚本分析」は，その人が持っている人生計画を分析するもの（潜在意識的にもっているシナリオ，具体的には「ねばならぬ」と思っている固執を知って，その不合理性を修正する），最後の「時間の構造化」は，人生を脚本に基づいた演劇ととらえ，限りある人生すなわち時間を，どのように展開するかを分析するものである。これには6つの展開方法が想定されており，状況に応じてそれらを自由に使えるのが望ましいとしている（「引きこもり」「儀式」「活動」「気晴らし・ひまつぶし」「ゲーム」「親交」）。

3. 防衛機制と対処行動（コーピング）

前述したとおり防衛機制とは，自我がこころの崩壊を防ぐために発揮する機能である。したがって仮にその防衛機制が，状況から判断して好ましくないように思えても，とりあえずその機制をもってこころの平常を維持しているという見方をもつことは重要である。あえてその防衛機制を外させようとするのであれば，そこで起こり得る危機を前もって予測し，丁寧に対応しなければならない。

次に，具体的な防衛機制を紹介する。

① 抑圧

一般成人に多く用いられやすい防衛機制の一つである。葛藤を無意識の世界に追いやり，蓋をすることで（意識にあげないことで），自我を守ろうとする（「臭いものに蓋をする」）。受け入れがたい観念や衝動が存在

していること自体が抑圧され，そのプロセスも無意識的になされる。精神分析では，無意識に抑圧された衝動は時に迂回路をもって放出され，その結果，身体症状や精神症状（転換症状や不安症状），言動（失言など）が表出されると解釈する。

② **合理化**

イソップ物語の「すっぱいブドウ」の逸話が引用されることが多いが，手に入らなかったブドウを「すっぱいブドウに違いない」と思うことで，つまり，起きた事象を受け入れやすい文脈に置き換えることで，葛藤を軽減しようとする防衛機制である。自分の中で勝手に理屈を作って納得しようとする。

③ **退行**

簡単にいえば「赤ちゃん返り」のことである。それまで母親からの愛情を一手に受けていた子どもが，弟妹が生まれて愛情を下の子にとられてしまうような不安におそわれ，それまでできていたことができなくなってしまう状況を指す。大人も同様であり，たとえば入院直後の成人は，多かれ少なかれ退行しやすいものである。程度にもよるがおおよそ健康的な反応といえる。

④ **やり直し**

自分で受け入れられない経験を，もう一度最初からやり直して腑に落ちる形にしようとする防衛機制である。たとえば，ある感情が行動に出てしまってそれに気づいたとき，今度はその行動を感情抜きで，何度も繰り返すという行動をとる。やり直すことでそのときの感情を打ち消そうとする。強迫行為と関連している。

⑤ **投射（投影）**

自分の内的経験（感情や考え）を，他者に投げやることをいう。自分がそういう気持（自分で受け入れられない気持）でいるのに，相手がそ

の気持をもっているととらえることで，葛藤を回避する。たとえば，自分が相手に不満をもっているのに，相手が自分のことを嫌がっている，怒っていると思い込んで，「悪いのは自分ではなく相手である」と自分を正当化する。

⑥ 知性化

　葛藤を知的な内容に転化，置き換えることで葛藤を受け入れやすくしようとする機制。現実を直視することを避け，知的世界や観念的世界に逃避してしまうことである。専門用語や難しい言葉を使って言い訳や屁理屈をいう。

⑦ 反動形成

　対象に対してある感情をもち，それが自分自身で受け入れづらいときに，その感情とは真逆の感情をあたかももっているかのような態度，言動を対象に示すこと。自分の本心を見抜かれないようにするための行為でもある。気持と反対の行動をとってカムフラージュしようとする。「慇懃無礼」「弱者のツッパリ」。

⑧ 同一化

　好きな人と同じ言動をとることを通じて，あたかも自分がその人であるかのような気持になること。他者がもっている能力や実績を自分のものであるかのようにみなしたり，感じたりする機制。熱狂的なファンなどもその一例である。

⑨ 否認

　抑圧ほど無意識の世界に追いやるわけではないが，葛藤の存在を認めようとしないこと。うすうす気づいているものの，否定しようとする防衛機制。たとえば，依存症者は依存症者であることをなかなか認めようとしない，すなわち否認することから，「否認の病」ともいわれる。

⑩ 分離

思考と感情，または感情と行動を切り離すこと。不自然な形で感情を抑圧してしまう，たとえばショックなことがあっても泣かない，落ち込まない，淡々としているなど。強迫行為とも関連していると指摘されている。

⑪ 置き換え

欲求が通らない，あるいは認められない場合に，手近なものを代替として満足を得ようとする，不満を解消しようとすること。「八つ当たり」「妥協」などが典型例である。

⑫ 昇華

性的欲動や攻撃的欲動などの衝動を，超自我の要請に応じて社会的に認められる形に変えること，他の形で叶えようとする防衛機制である。置き換えとの相違は，その「他の形」が社会的に容認されるもの，好ましいものであることである。たとえば，「攻撃心をスポーツで昇華する」など。

ほかにも，一般健康人には用いられない「投影同一視」といった防衛機制があり，境界性パーソナリティ障害の人に特徴的である。なお，防衛機制とは異なるが，最後に「転移」について紹介する。転移とは，患者やクライエントが過去，特に幼少期に重要な人物との関係で経験した感情，欲動，思考，行動を無意識のうちに今の治療者に向けることをいう。その反対が「逆転移」で，患者から強い感情を向けられると，治療者側にもそれに対応するような強い感情が湧きおこることをいう。精神分析では，転移現象を利用して治療を進めていく。

次に，対処行動であるが，さまざまな対処行動（機制），コーピング理論がある中で，ここではラザルスのコーピング理論[9]を紹介する。ラザルスはストレスを「個人の資源を超え，心身の健康を脅かすものとして

評価された人間と環境とのある特定な関係」と定義し，それに対処する
プロセスが，ある事象をストレスと認知的に評価すること，対処するこ
と，その過程の中で生じるストレス反応という3点で構成されていると
とらえた。そしてコーピングを，「負荷をもたらす，もしくは個人のあら
ゆる資源を超えたものとして評定された特定の外的，内的な要求に対応
するためになされる，絶えず変動する認知的，行動的な努力」と定義し，
2種類に大別している。1つは「問題中心型コーピング」で，問題の原因
を探して問題を解決するために行動するタイプである（助言を求める，
話し合う，折り合いをつける，具体的に実行するなど）。一方の「情動中
心型コーピング」は，問題から生じた情緒的反応を調整するために行動
するタイプである（くよくよ考えない，回避する，注意をそらすなど）。

　また，コーピング尺度の1つである CISS（Coping Inventory for
Stressful Situations)[10]では3種類のコーピングを評価するようになって
おり，参考までに紹介する。1つは「課題優先コーピング」，目前の事象
を客観的，理論的に掌握し，問題解決的に進めることを志向する対処様
式，2つ目は「情緒優先コーピング」，感情的に反応することで応じよう
とする対処様式，3つ目は「回避優先コーピング」，上手に気分転換を図
るという意味と，葛藤から回避するという意味をもつ対処様式である。
いずれにせよ，そのような対処を通じてストレスからの侵襲を軽減しよ
うとする認知的努力である。まずは，自分の対処行動を振り返ってもら
いたい。葛藤の種類によっても状況によってもさまざまであろうが，で
きるだけ多様な対処行動を，状況に応じて自由に選択できると望ましい。
固執的に，強迫的にワンパターンに陥らないように心がけたい。

4. こころの発達理論（発達課題と危機）

　こころについては，「成長」や「成熟」ではなく「発達」という言葉を

使うことが多い。ちなみに「成長」とは「生まれて育つ過程において、同化作用が異化作用を超えることによって生ずる形態や重量などの増加（構造の発達と大きさの増大）」を意味する。また「成熟」となると、より十分に育つ、ピークに至るというイメージがある。性交渉によって生殖可能になることを意味する場合もある。一方、「発達」とは、受精から死に至るまでの人の心身および、社会的な諸関係の量的および質的変化・変容をいう。質的な変化や変容がより強調されているが、こころの変化は目に見えるわけではなく、量的に掌握できないことから、つまり質的な変化であるから「発達」が最も相応しいといえる。なお、こころの発達を論ずるにはまず、こころとは「発達する」ものであるという前提が求められる。

　実は、今でこそ当たり前に思えるこの前提は、近年までは当たり前ではなかった。フロイトがこころの発達を提唱したのがほぼ1世紀前である。それまでは身体の成長ほど、こころの発達がテーマとして取り上げられることはなかった。しかしフロイトのこころの発達は、子どもが身体の成長を遂げるまでの期間（思春期まで）を想定しており、成人以降もこころが発達し続ける、ましてや老年期になってもこころが発達を遂げるという視点はなかった。またフロイトの性的発達理論では、① 人は乳幼児のときから性的エネルギー（リビドー：本来は「生きるエネルギー」を表す）を放出する、② 発達段階ごとにその放出の仕方や場所が異なる、③ パーソナリティの発達はリビドーの放出を学習していく様式に影響される、④ それぞれの段階において充足されなかった欲求の残余を引きずらず、かつ十分な快感を得て、しかも成長を望まないほどに過剰な満足感を得ていないなら、子どもは申し分なく発達する、⑤ そうでなければ発達後も、快経験が欠如していたその段階に戻りやすく、その時期の課題に再直面することになる（固着）ととらえられている。

一方，エリクソンは，フロイトの性的発達理論を踏まえたうえで「心理社会的発達理論（ライフサイクル：人生周期説）」[11)を提唱，その中ではじめて，人のこころは老年期になっても発達する，誕生から死亡するまで一生涯，環境に適応しようと発達を遂げていくものであると説いた。エリクソンの理論の特徴は，発達を乳児期から老年期までの8段階に分けて（人生全体を視野に入れて）とらえたのに加えて，それぞれの発達段階でクリアすべき「発達課題」と，それがクリアできなかった場合の「危機」を想定してその詳細を論じたこと，そして，こころは家庭だけではなく学校や職場，社会全体の影響を受けて発達していくこと，親をはじめとした家族のみならず，近隣の人，学校の先生や友人，同僚，地域住民など，多様な人々から影響を受けていくと考えた点である。

エリクソンの各発達段階におけるこころの発達課題および，危機について紹介する。

（1）乳児期

誕生してから生後1年までのこの時期の発達課題は，「基本的信頼」の確立である。自分の存在が受け入れられていること，自分はこの世界，社会にいてよい存在であること，むしろ周囲から「存在して欲しい」と望まれている存在であることを確信し，自分がいる社会は信頼できる世界であること，自分の周囲にいる人々も信頼に値する人々であることを学ぶ時期である。このような人間が生きていくうえでの基盤となるような自他に対する信頼は，全面的なケアを必要とする乳児と，その乳児のニーズに可能な限り応えようとする母ないしそれに代わる人との間で，時間をかけて交わされるやりとりを通じて確立され得るものである。つまり，乳児が絶対的に他者に依存する存在であること（ある意味で，無能であること）と，母ないしそれに代わる人にとって乳児は，全エネルギー

を投じて向かいたい対象であること（他者を圧倒的に魅了するほど，乳児が有能であること）は，基本的信頼を育むための絶対的枠組みといえる。

　動物学者のポルトマン[12]は，他の哺乳類と比較して人間は生理的早産であると述べているが（「ヒトは生理的早産で生まれる」），これも実は，人を人たらしめるには，無能な状態で生まれて，長い時間他者の世話になる経験をもつことが不可欠であることを示唆している。なぜならば，そうした経験を通じてはじめて，人は確固たる基本的信頼を獲得できるからであり，必要性があっての生理的早産といえよう。他者と協働して生きることが避け得ない人間社会にとって，社会の構成メンバーそれぞれが，自他に対する信頼をもつことはその社会が機能するための必須要件でもある。

　一方，乳児期の危機は，「基本的不信」である。この時期の危機に限らず，達成されなかった発達課題は，その後の子どものこころの発達に大きな影響を及ぼす。少なくとも基本的信頼を確立できなかった子どもが，その後の発達課題をスムーズに乗り越えていくとは思えない。ただし，現実的には発達課題を100％クリアする人も少なければ，100％クリアしない人も少ないと推察される中，それなりの課題達成度をもって，ある意味でそれも「その人らしさ」に資する部分という文脈で，こころの発達をとらえていくことも必要であろう。

　ちなみにフロイトはこの時期を「口唇期」と命名し，乳児にとって口唇が快経験の焦点になっていること，乳児は口唇を通じて乳を飲み，ものに触れ（舐め），満足感を得ていると説明している。

（2）幼児前期

　生後1年から3歳頃までの発達課題と危機は「自律性」と「恥・疑惑」

である。この時期の子どもに求められるのは，排泄において自律することであり，子どもはトイレット・トレーニングを通じて自身を「律する」ことを学び，セルフケアの感覚を身につけていく。トレーニングは当然のことながら，それまで全面的に自身を受け入れてくれていた親ないしそれに代わる人たちと，子どもとの協働作業である。そういう人たちがこの段階で，「躾」という名をもって子どもに指示し，フィードバックし，時に褒めたり叱ったり，時に一緒に喜ぶという作業を通じて，子どもの自律を支援する。幼児はこのようなかかわりを通じて，それまではケアを受けるだけの立場だった段階から，セルフケアの遂行者としての立場に進化していくことになる。しかし，これが達成されなければ結果として，自分の失敗に対して恥を感じ，自分の能力に対する疑惑をもつことになる。フロイトはこの時期を「肛門期」と命名し，この時期に固着すると，肛門期性格といって，固執的で強迫的な性向をもつようになると説いている。

（3）遊戯期
　3歳から就学前までの期間のこの時期の発達課題は「積極性」であり，危機は「罪悪感」である。3歳以降になると子どもは，筋肉や運動機能の発達により行動範囲が格段と広がり，自分が思うままに動くことができるようになる。興味・関心とエネルギーに溢れた子どもは，いくら動いても疲れることを知らず，周囲の世界に積極的に挑んでいく。この姿勢の獲得が積極性であり，一方でそれが失敗すると「罪悪感」につながっていく。フロイトはこの時期を「男根期」と命名し，この時期の中核となる概念としてエディプス・コンプレックスを唱えている。母親を自分のものとしたいという欲求と去勢不安（父親から攻撃されるという不安）のせめぎあいの中で，最終的には折り合いをつけて，父親を理想化して

いくことになる。

（4）学童期

　学童期はライフサイクルの中で最も安定した時期と説明されている。それまでの発達段階とは異なり，比較的穏やかな環境下にあって自分のことにしっかりと取り組める時期だからである。それまで怒涛のように続いていた危機場面から脱し，たとえば，遊戯期のエディプス・コンプレックスなどの葛藤から脱出し，内的世界そのものは安定する。そうした環境にあって「勤勉性」を修得することがこの時期の課題となる。学業を通じて抽象的な世界も了解し，仲間との連帯や道徳性，社会性の基盤を育んでいく。そしてそれに失敗すると，「劣等感」という危機に陥ることになる。

　この時期の仲間との交流は，発達課題を促進するにあたって特に有効な資源となり，従来いわれていた「ギャング・エイジ（gang age）」がその代表といえる。遊びを中心として形成される凝集性の高い同性集団であり，その中で子どもは，社会的知識や技能を獲得することができる。「われわれ意識」が醸成され，そのような意識は，その後の青年期で親友を形成する際の基盤となる。現代はインターネットなどの情報媒体，コミュニケーション媒体の発達により，face to face のコミュニケーションや関係性を必ずしもとらなくとも済む時代である。現代のようなコミュニケーションの環境が，横の関係性をもって育まれるはずのこころの一側面の発達に，支障をきたす可能性が危惧される。なおフロイトは，この学童期を「潜伏期」と命名している。

（5）青年期

　青年期の発達課題は「同一性」で，危機は「同一性拡散」である。同

一性とは，自分が何者で，何のために存在し，何に向かっているのかを一貫させたところの「中身」である。一般的には青年期を，己を追及する疾風怒涛の世界であると説明することが多い。なおマルシア[13]は，アイデンティティの確立は「危機（crisis）」と「傾倒（commitment）」の2変数によって分類できるとし，次の4ステージを紹介している。① 同一性達成（危機「あり」，傾倒「あり」），② 早期完了（危機「なし」，傾倒「あり」），③ 同一性拡散（危機「あり」ないし「なし」，傾倒「なし」），④ モラトリアム（危機「最中」，傾倒「あり」だが漠然としている）。「危機」は，自我同一性の複数の可能性に直面して疑問をもつことを，「傾倒」は，疑問について明確な決断をし，決断に基づいて行動計画を立てて遂行すること[14]をいう。

　なお「モラトリアム」は，アイデンティティ確立の停滞を示すがその背景に，価値観が多様化した現代はその分，同一性が得られづらいことがある。選択肢が多い中で自己決定しなければならず，一方で，自己決定した結果に伴う自己責任もあり，それが過重な負担となる。自由な世界ゆえの不自由である。他者や社会が過保護的に，自分のために決めてくれた人生を何の疑問ももたずに，あるいは疑問をもちつつも，葛藤することなく受け入れていく人生は，自由がなくて窮屈に見える反面，自分で決めなくてもすむので，その結果や責任を引き受ける必要がなく，楽でもある。ちなみにフロイトは，この時期を「性器期」と命名している。

（6）前成人期

　前成人期になると一般的に人は，仕事に就いて自分の能力を発揮し，一社会人としての役割を果たすこと，一方で，配偶者を見いだし，新しい家庭を作って人生を再スタートさせることが期待される。したがって

この時期の発達課題は，両役割を果たすうえで必要となる「親密性」の確立であり，一方の危機は，その対極に位置する「孤立」となる。「親密性」とは，自己を失う状況にさらされても自己を失わず，相手と密接にかかわれることを指す[15]。自己を無にしても，無にすべき自己がしっかりしているからこそ，また他者と結びつき，そのことが重大な犠牲や妥協を必要とする場合でも，その責任を負うだけの倫理的な力が発達しているからこそ，密接にかかわることができる。一方で人は，他者とかかわり，しかしその親密性に依存することなくさらなる自立を目指していくものである。親密になれなければそれはそれで仕方ない，それでもそういう他者の存在をよしとし，対象にとらわれることなく，互いの対等性を了解できることが大切である。こうした人格の円熟性の基盤となる親密性への志向が，中心的な課題となる。

（7）成人期

40歳代から60歳代にいたる成人期，この時期の発達課題は「生殖性」で，危機は「停滞」である。成人期の人は自分の子孫を生み育てるだけではなく，社会の構成員や次の世代にも関心や愛情をもち，彼らの育成にも貢献する。また，ここでいう「生殖性」とは育児や子育て，人の育成だけを指すのではなく，さまざまな生産的活動，社会的活動をも意味する。教育活動もその一つであり，さらには物を作る，技術を発展させる，理論を開発することまでも含まれる。つまり，狭義の生殖性ではなく，広義の社会的生殖性といえよう。「次の世代のために仕事を行うこと」である。これに反し，自己の利益の追求のみに終始するといった自己愛的な生き方をしていると，停滞と退廃を招くことになる。

（8）老年期

　老年期の発達課題は「統合」で，危機は「絶望」である。それまで生きてきた人生をあるがままに受け入れ，老化していく心身の変化もさまざまな喪失体験も受けとめ，残された人生で成し遂げられるものを統合し，次の世代に引き継ぐことである。己の人生全体を一貫性のあるものとして意味づけ，次世代に希望を託して英知を伝承していく。個人のみならず社会そのものを受容できることが目指される。究極的には自分のみではなく，他人や次の世代への信頼がこの時期の課題の達成を容易にするという。これに失敗すると絶望に陥る。

　ほかにも代表的なこころの発達理論として，レビンソンの「人生の四季」[16]などがある。「人生の四季」では，男性の中年期の発達がより詳細に論じられている。エリクソンが彼の理論を発表していた時代と現代では，社会構造も平均寿命もはるかに異なっている。たとえば，現在の平均寿命を加味すれば，今や65歳以上の高齢者と75歳以上の後期高齢者とを一緒に括ることはできない。成人期と同様老年期についても，より細かく段階化して検討していく必要があろう。次に，マーラーの「乳幼児期パーソナリティ発達理論（分離個体化の過程）」[17]，ピアジェの「認知発達理論」，ウィニコットの「情緒発達の精神分析理論」[18]についても簡単に紹介する。

　マーラーの分離個体化理論では，乳児が母親との一体感の共生的状態から次第に分離していくプロセスの中で，分離と個体化が相互に作用して対象表象と自己表象を発達させていくと説明されている。またその段階を① 未分化期（1〜4か月）〔正常な自閉期（1〜2か月）と正常な共生期（3〜4か月）からなる〕，② 分離個体化期（5〜36か月）〔分化期（5〜8か月），練習期（9〜14か月），再接近期（15〜24か月），個体化期（25〜

36か月）からなる〕、③情緒的対象恒常性の確立期（それ以降）の３段階に大きく区分，例えば境界性パーソナリティ障害の精神病理の根は，分離固体化期の再接近期にあると指摘している。なお，マーラーは「安全基地」という言葉を頻用しているが，それは乳幼児が身体接触によって己のエネルギー補給の欲求を満たす場，すなわち母親を意味している。

次に，ピアジェの「思考発達理論」では，子どもの知能や思考といった側面に焦点をあてて人間の発達を体系化し，発達段階を①感覚運動期（出生〜２歳頃まで），②象徴的思考段階（２〜４歳頃まで），③直感的思考段階（４〜７歳頃まで）〔②と③を合わせて「前操作期」という〕，④具体的操作期（７〜12歳頃まで），⑤形式的操作期（それ以降）の５段階に分けた[19]。

最後にウィニコットの「情緒発達理論」であるが，ウィニコットは発達早期の母子関係について論じ（対象関係論），彼が発した有名な言葉には「ほほよい母親」，「没頭する母親」，「移行対象」「ホールディング」などがある[20]。簡単に紹介すると，ほほよい母親とは「乳幼児にごく自然にそなわった生存的潜在力の発達を促す程度にほほよい，平均的で平凡な献身的母親」という意味合いである。「没頭する母親」とは，臨月から産後数週間の，自分の一部のように見える乳児を同一化して，乳児の欲求をあたかも自分自身の欲求であるかのように感知し，世話をする分離状態にある母親のこと，「移行対象」とは，子どもが少しずつ母親から分離する過程で必要とする母親の代理物，毛布やぬいぐるみのことである。最後に，ホールディングとは，乳児の心身の発達を助ける環境としての母親の機能をいい，母親が提供する安全な心的空間の中で，子どもは自由に自分を表現し，安心して遊ぶことができる。そうやって子どもは，主体的な内面の世界から現実の世界にシフトしていくことができるという。

5. こころの発達を促進する看護のありよう

　人がどのように成長するか，人のこころがどのように発達するかは，人の性格や価値観と同じくらい多様かもしれない。したがって，「こころはこのように発達すべきである」という見方は，「人はこのように生きるべきである」と決めつけるのと同じように不自然といえよう。そうであれば，なぜ「こころの発達理論」があるのであろうか。おおよその人がたどる発達過程としてとらえればよいのか，標準的なものとして参照すればよいのか。モデルから外れていたら，モデルにマッチするよう努めるべきなのだろうか。

　答えは，人のこころはこうした経緯で発達していくという，共通認識をもてることが重要ということである。何か問題が生じたとき，それを解決しなければならないとき，私たちはまずは何が起きたのかを共通理解しなければならない。現象を理解するとき人は一般的に，モデルを参照してアセスメントをするものである。したがって，まずはモデルそのものを共有していなければ，現象を一緒に了解することはできない。そのような意味でモデルは有効といえる。モデルがあれば人はより適切に現象を理解できるということ，そのモデルを共有することを通じて了解し，協働できるということである。

　このような視点をもって私たちは，学んだこころのメカニズムやこころの発達理論を生かしていきたい。対象者が抱えたこころの問題を，対象者が自身の力で乗り越えられるように私たちが支援するには，起こっている事象を正しく掌握し，対象者のこころの発達段階をアセスメントし，対象者にとって何ができて何が難しいのか，どのようなサポートが，対象者がこころの危機に陥るのを回避させ，かつ対象者のこころの発達を促すのかを吟味することが大切である。ただ単に危機を回避するので

はなく，たとえ危機に陥っても，それを機にこころが成長できればよい
わけである。精神看護が目指すのは，対象者のこころの安寧とともにこ
ころの成長や発達であり，それがこころの強靱性につながっていく。だ
からといって「強いこころ」でなければならないというわけでもない。
自分のこころの弱さを知っていることは，それはそれで「強いこころ」
であることを保証するものである。まずは「知る」こと，それが「受け
入れる」ことにつながっていく。受け入れることで，「経験に開かれてい
く」という連鎖が生まれ，心の耐性が育まれていく。

引用文献

1) S. フロイト，懸田克躬，他（訳）：フロイト著作集 1，人文書院，1971
2) 前田重治：図説 臨床精神分析学，p 3，誠信書房，1985
3) CG. ユング，高橋義孝，他（訳）：ユング著作集 2　現代人のたましい 改装版，
日本教文社，1970
4) 川嵜克哲：分析心理学．よくわかる臨床心理学（下山晴彦 編），p 153，ミネル
ヴァ書房，2009
5) 前田重治：図説 臨床精神分析学，p 14，誠信書房，1985
6) エリック・バーン，南 博（訳）：人生ゲーム入門—人間関係の心理学，河出書
房新社，1976
7) ジョン M. デュセイ，新里里春（訳）：エゴグラム—ひと目でわかる性格の自己
診断，創元社，1980
8) 東京大学医学部心療内科 TEG 研究会（編）：新版 TEG II 解説とエゴグラム・パ
ターン，p 7，金子書房，2006
9) リチャード S. ラザルス，他，本明 寛（監訳）：ストレスの心理学—認知的評価
と対処の研究，実務教育出版，1991
10) Endler NS, Parker JD, Butcher JN：A factor analytic study of coping styles and
the MMPI-2 content scales. J Clin Psychol, 49：523-527, 1993
11) EH. エリクソン，村瀬孝雄，他（訳）：ライフサイクル，その完結【増補版】，み

すず書房，2001

12) アドルフ・ポルトマン，高木正孝（訳）：Ⅱ　生後第一年．人間はどこまで動物か—新しい人間像のために，pp 59-76，岩波書店，1961

13) Marcia JE：Development and validation of ego-identity status. J Pers Soc Psychol, 3：551-558, 1966

14) 上田礼子：生涯人間発達学，pp 180-193，三輪書店，1996

15) 樋口康子，他：精神看護（看護学双書），第2版，p 42，文光堂，2004

16) ダニエル J. レビンソン，南　博（訳）：人生の四季—中年をいかに生きるか，講談社，1980

17) MS. マーラー，他，高橋雅士，他（訳）：乳幼児の心理的誕生—母子共生と個体化，黎明書房，2001

18) DW. ウィニコット，牛島定信（訳）：情緒発達の精神分析理論，現代精神分析双書第Ⅱ期第2巻，岩崎学術出版社，1977

19) 兵藤宗吉，他（編）：心の科学—理論から現実社会へ，第2版，ナカニシヤ出版，2017

20) 妙木浩之（編）：ウィニコットの世界　現代の精神分析家シリーズ，至文堂，2003

4 | 精神看護の対象理解とアセスメント

森　千鶴

《**目標＆ポイント**》
1）アセスメントのプロセスを学ぶ。
2）アセスメントの視点である神経認知機能，社会認知機能，主な神経伝達
　物質の特徴と作用を学ぶ。
3）情報収集の方法である観察とコミュニケーション技法について学ぶ。
《**キーワード**》　神経認知機能，社会認知機能，アセスメント，観察・コミュニ
ケーション技法

1. アセスメントとは

（1）アセスメントのプロセス

　アセスメントは対象者の状態を査定することであり，看護過程におい
て重要である。対象者の主観的情報，客観的情報からその情報を解釈し，
あるいは情報と情報の関連を分析したり，なぜそのようなことになって
いるのか健康的な状態と比較することを通して推測したりする。これら
のことから対象者の状態を判断し，看護の必要性を導き出すことである。
このようなアセスメントのプロセスを経ることで，わかりにくい対象者
の状態を理解し，その対象者にあった看護計画を立案することができる。

（2）仮説としてのアセスメント

　精神看護の対象者は社会認知機能や神経認知機能に障害があるために
思いや考えをうまく表出できないことも多い。そのため１回の観察や１

回の会話から判断するのではなく，さまざまな場面を統合して判断することが重要となる。とはいえ，ゆっくりアセスメントする余裕がないまま対象者の現在の状態から判断し，看護を実践しなければならない場面もある。看護過程は，看護実践を評価し，さらに情報を加え再アセスメントするサイクルであるが，精神看護では実践の評価だけではなく，アセスメントが正しかったか否かを評価することが必要となる。それは対象者がすべてのことを一度に表現できることも少ないし，またその時々で思いが異なることもあるためである。看護を実践した後に再度情報を得ることも多く，アセスメントの修正を行う。対象者の状態や状況，思いを決めつけることがないようにすることが重要である。このように考えると，アセスメントは常に仮説ということになる。対象者について判断したことに修正の必要がないのか検討することが求められている。

（3）的確なアセスメントのために

　対象者がさまざまな価値観を持っていることは，誰もが認めるところである。しかし自分が自分の価値観で物事を判断していることに気づいていないことが多い。以前，筆者が関わった研究で統合失調症者と看護師が洗濯の判断をどのように行っているのかを確認したことがある。統合失調症者は，上着であれば襟，手首を裏返して確認していたが，看護師は汚れをあまり確認せず，少しでもしわになっていると汚れていると判断していたことが明らかになった。このことからも明らかなように，看護師は自分の価値観で対象者の行動を判断していた。対象者は何を考え，どのように感じているか，正しくみるためには自分自身の傾向や価値観を知ることが大事だと考える。

　また，先行する刺激が後続する認知や判断に影響を与える現象，たとえば，ト〇トなどで〇に文字を入れることができる現象（プライミング）

もある。このプライミングがあることは，想像できることにつながり，人間の脳の重要な機能ではあるが，現実をそのままみることが難しくなる。私たちはそのことを意識して情報を収集する必要がある。

2. アセスメントに必要な知識

　アセスメントに必要な知識としては，人のこころの状態である神経認知機能や社会認知機能，主な神経伝達物質の特徴と作用，対象者自身が自分をどのようにとらえているかということであるが，実際に観察するのは対象者の行動である。行動の決定と行動の自覚を司っているのが脳の神経認知機能と社会認知機能であり，それぞれの機能を媒介しているのが神経伝達物質である脳内ホルモンである。それぞれの機能が，日々の生活行動や対人関係の状態に反映している。対象者の行動を知ることで，神経認知機能はどのようになっているのか，社会認知機能の状態はどうか，神経伝達物質の影響はないかとアセスメントする。また行動している自分を対象者自身がどのようにとらえているのか，対象者自身のセルフイメージやストレングス，病気に対する意識も他者と交流する行動に影響する。

　対象者と直接会話をしたり対象者が他の医療職者や家族，他者とどのようなコミュニケーションをとっているのか，聴いたり，観察したりすることでアセスメントする。神経認知機能や社会認知機能は尺度などで測定することが可能な部分もあるが，日常的な看護では用いておらず行動から推察している。

（1）神経認知機能

　神経認知機能は人間が生きていくうえで基本的な機能[1]である。具体的には意識，知覚，認知，記憶，注意機能，遂行（実行）機能，言語な

第4章 精神看護の対象理解とアセスメント | **71**

表 4-1 主な神経認知機能

機能	説 明
意識	環境からの刺激に対して反応できる能力
知覚	環境からの刺激を感じ取りまとめる作用
認知	知覚されたものを記憶や思考などによって意味づける
記憶	物事を覚えておくこと
注意機能	周囲からの刺激に対して必要なものに意識が向くこと
遂行（実行）機能[2]	将来の目標達成のために適切な構えを維持する能力 ① 目標設定 ② 計画立案 ③ 計画実行 ④ 効果的遂行
言語	言語の意味を理解することとことばとして音声を発すること

精神疾患と認知機能研究会（編），山内俊雄（編集統括）：精神疾患と認知機能，新興医学出版社，2009 より抜粋しながら作成

どである。詳細な内容は**表 4-1**[3]に示す。たとえば身辺の整理がうまくできないという場合，物が片付けられていないと認知できないかもしれない，あるいは片付けている途中で他のことが気になって（注意機能の障害）片付けられない可能性もある，あるいは片付ける方法を忘れていること（記憶障害）やどのような方法で片付けるか計画が立てられないこと（遂行機能の障害）も考えられる。あるいはそもそも身辺の整理ができる意識状態にない可能性もある。このように一つの行動に対していくつかの神経認知機能が関与しているためさまざまな機能を理解し，他の場合と比較しながら，どのような状態かをアセスメントする。

（2）社会認知機能

社会認知機能は対人関係に関連する機能である。すなわち他者の表情を読み取り（表情認知），どのような感情を持っているのか推測する社会的知覚，他者が行動を起こすにはその意図や感情があることを知る「こころの理論」，また他者の気持を理解し共感する能力という機能などで

ある。他者とのコミュニケーションをするときに，相手のことばや表情から（表情認知と社会知覚）何を考えているのか意図を把握し（こころの理論），的確に相手の話に合わせたり質問に答えたりする（言語）ことができるのはこの社会認知機能があるためである。実際に他者と会話をするときには，相手が何を話したのか一時的に記憶しておくことも必要になる。この一時的記憶はワーキングメモリと呼ばれ，神経認知機能の「記憶」の一つである。

（3）神経伝達物質

　神経伝達物質である脳内ホルモンはすでに100種類以上ある[4]といわれているが，主な神経伝達物質を図4-1にまとめた。神経伝達物質は，神経ペプチド伝達物質というアミノ酸が連なった大きな分子のものと，小さな分子である低分子伝達物質に大きく区分される。

　ここでは薬物療法にも応用され，重要とされているドパミン，ノルアドレナリン，アドレナリン，セロトニン，アセチルコリンについて取り上げる。これらはすべてモノアミン系に属している。神経伝達物質は神経細胞を興奮させるものと，抑制させるものとに分けられる。心地よさを味わったときに放出されるドパミンは学習意欲を引き起こすともいわれ，精神活動を活発にさせる。ノルアドレナリンも気分を高揚させ，血圧の上昇にも関与しているが，驚いたときに放出される。アドレナリンは，ノルアドレナリンとともに副腎からの放出が多い。アドレナリンはストレスによって放出され，心拍数や血圧，血糖値を上げる作用がある。

　セロトニンは精神の安定をもたらすホルモンで，落ち着き，安らぎをもたらす。セロトニンは男性よりも女性に少ないことが知られており，不足によって気分が沈み込み抑うつなどを生じやすく，不眠になることやイライラしたり，キレやすくなることもある[5]。

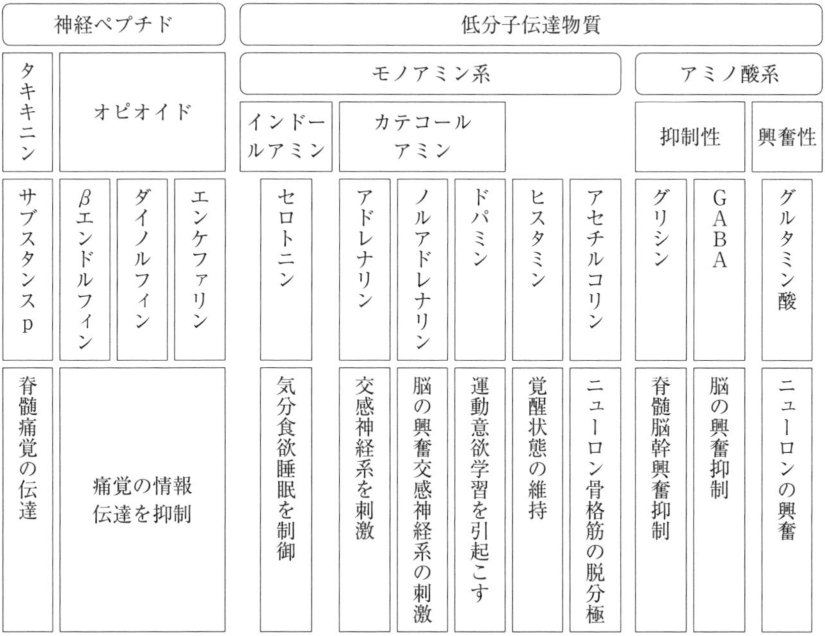

図 4-1　主な神経伝達物質と作用
池谷裕二（監）：脳と心のしくみ，pp 70-71，新星出版社，2016 より一部引用改変

アセチルコリンは意識，知能，記憶，覚醒，睡眠に関わっている。特に記憶などを司っている海馬の機能を賦活し，学習を促進する。探索行動や学習中に分泌量が増え，アルツハイマー型認知症になるとアセチルコリンが減少することが知られており，アルツハイマー型認知症の治療薬に活用されている。

（4）セルフイメージ

セルフイメージは，自分をどのようにとらえているかということと，他者からみられている自分をどのように認識しているかということに関

連し，メタ認知機能である。メタ認知機能は，「認知の認知」といわれ，客観的に自己をとらえる能力である[6]。自己の特性などについての知識（メタ認知的知識）を持ち，常に自己をみて調整する（メタ認知的モニタリングとコントロール）ことができる。

(5) ストレングス

ストレングスはその人の長所や強みのことを示し，その人が持っている技能や才能，関心や興味・願望，また周りの環境などのことである。

3. 情報収集の方法

(1) 観察

看護に必要な情報は，診療録や看護記録から得ることも可能である。しかし精神看護学ではその範囲が限られており，実際に対象者に接しないと理解できないことも多い。そのため観察の視点を持って対象者に関わることはとても重要である。観察は物事の現象をありのままの姿で直接的で注意深い分析的な関心を通して知覚する行為である。実際に看護師の目で見ることのほかに，聴診器などを用いることもある。看護師が実際に観察できるのは対象者の行動である。行動は対象者が何らかの刺激に対しておこす反応としてとらえることができる。その行動は，いつ，どのように判断しておこした行動なのか，その行動の結果はどうであったのかについて観察する。人の行動は，① 生命を維持するために必要な行動，② 社会生活を維持するために必要な行動，③ 他者と交流する行動，④ 自分らしさを求める行動，に大別できる。生命を維持するために必要な行動は，生物学的な人の側面である。この部分は誰もが情報として得ることが可能である。人は1人では生きていけず，多くの人の中で生活している。社会生活を維持するために必要な側面は，多くの人との交流

を維持するために必要な側面である。どのような行動をとっているか関心を持って情報を収集することによって得ることができる。また他者と交流する行動は，身近な存在である家族や友人などとの交流や対象者の場合，医療職者との関わりを示す側面であり，関わりを持とうとしなければ情報として得ることはできない。最後に自分らしさを求める行動は，人が皆，個性を持ち，個別的な自己実現を目指す存在としての側面である。これらの行動は看護師から積極的に関わり，対象者がどのようなことを考えているのかを意図的に知ろうとしなければ得ることは難しい。そのため思いを引き出すような働きかけをする必要がある。

　以下，**表4-2**[7)]に行動区分と観察項目を示す。

（2）参加観察

　患者と行動を共にしながら観察する参加観察が最も多く用いられる。例えば，一緒にトランプゲームなど行うことがあるが，それはその時間やその場を共有するためだけではない。対象者がゲームのルールを理解しているか（理解力），あるいはルールに従って行動できるか（コントロール力），またゲームに集中できているか（注意），ゲーム中に他者と関係がとれるのか（対人機能），感情を表出できるのか，駆け引きは可能かなどさまざまなことが観察できる。またグループワークなどでは，他者への関心の向け方や配慮，課題への取り組みなどを観察できる。参加観察は一緒に行動しているからこそ，対象者のさまざまな側面を観察できるため，この利点を生かすために，今何を観察しているのかということを念頭に置きながら共に行動することが重要となる。

（3）コミュニケーション

　コミュニケーションは単に情報のやりとりだけではなく，内容によっ

表4-2 観察すべき行動

	行動区分	観察の視点	観察項目
記録物から収集	Ⅰ. 生命を維持する行動	1. 食事をする	身長，体重，血液データ
			食欲，嗜好，間食，食事動作，準備，片付け，食事に対して気をつけていること
		2. 飲水をする	電解質バランス，飲水行動
		3. 排泄する	尿量，回数，比重，便性状，便通の整え方，下剤の使用
			月経周期，随伴症状，対処行動
		4. 休息する	睡眠時間，睡眠に対する満足感，不眠時の対処
		5. 活動する	見当識，日中の活動量，運動
患者を観察して収集	Ⅱ. 社会生活を維持する行動	1. 問題を解決する	問題への対処行動，性格（家族や友人からみて）
		2. 清潔を保持する	入浴，洗髪，化粧，洗濯，服装
		3. 住まいを整える	ベッド周囲の片付け
		4. 経済活動をする	職業，小遣い（収入源），管理，入院費の支払い
患者に関わって収集	Ⅲ. 人と交流する行動	1. コミュニケーションの内容と方法	声の大きさ，話す速さ，非言語的表現の有無
		2. 態度	他者への態度（従順，おもねる，拒否的，落ち着き）
		3. 交流する人：家族，友人（同性・異性）医療職者	キーパーソン，面談者，関係のとり方
患者から引き出して収集	Ⅳ. 自分らしさを求める行動	1. 好きなこと，目標，趣味	ストレングス
		2. 信念：宗教など	価値観，こだわり
		3. セルフイメージ	自己意識（現在の自分をどのように考えているか），病識
		4. 健康を維持・管理するための行動	服薬行動，食事制限，運動など

中村裕美：アセスメントの視点と観察. 改訂版これからの精神看護学, p150, ピラールプレス, 2016 より改変

ては対象者の精神状態や身体的状態を把握することもできる。またコミュニケーションの取り方や対象者との関係によっては対象者の価値観や信念,自己意識を知ることもできる。このように看護師のコミュニケーションには対象者を「アセスメントする」側面と「治療的で安寧をもたらす」側面がある。

いずれにしてもコミュニケーションの基本姿勢として対象者の話に関心を持つこと,対象者の健康的な側面に目を向けること,また対象者の苦痛や悩みに対し励ましたり指示したりするのではなく,気持ちを支え共感してよく聴くこと(傾聴)が重要である。対象者に誠実に向き合うことで信頼関係の構築が可能となる。

対象者は精神症状の影響を受けていることを理解する必要がある。抑うつ状態の対象者は,会話がうまく進まないことやうまく表出できないこともある。このようなことから対象者の思考状態や他者への関心の程度をアセスメントすることができる。また対象者が話すことの中に対象者の心情と実際の体験が混入していることもある。事実は事実として確認しながらその心情を理解することも重要である。また同じことを何度も繰り返し話すこともある。繰り返し話すには繰り返す意味がそこにあることを理解するとともに,対象者の固執や思考の偏りなどもアセスメントしていく。さらに会話の中で矛盾することもあるが,会話を引き戻し確認をすることも必要となる。病的な状態をアセスメントするためには,対象者のことばに耳を傾け,確認することが必要になるが,治療的で安寧をもたらし,自己をきちんと見つめてもらうためには,看護師が病的な状態に固執しないように健康的な会話を心がけるようにすることが重要である。

そのためには対象者の考えていることや思いを引き出すようなコミュニケーションも必要となる。コミュニケーションの内容が現在のことの

みに集中せず，対象者の過去の経験などについても具体的に話し合うことが重要である。また将来の希望についても話し合う必要もある。自分の希望についてどのくらい具体的にイメージできているか確認することによって，セルフモニタリングの状況を知ると同時に，対象者のメタ認知機能を活性化させることに役立つ。看護師は対象者とのコミュニケーションをとるときには意図的に行うようにする。

引用文献

1) 佐伯幸治：こころの理解．改訂版これからの精神看護学（森　千鶴　監），pp 19-29，ピラールプレス，2016
2) 福井俊哉：遂行（実行）機能をめぐって．認知神経科学，12（3-4）：156-164，2010
3) 精神疾患と認知機能研究会（編），山内俊雄（編集統括）：精神疾患と認知機能，新興医学出版社，2009
4) 池谷裕二：神経伝達物質の種類．大人のための図鑑　脳と心のしくみ，pp 70-71，新星出版社，2016
5) 有田秀穂：セロトニン欠乏脳—キレる脳・鬱の脳をきたえ直す，日本放送出版協会，2003
6) 三宮真智子：メタ認知を育む効果的な方法とは（「内なる目」としてのメタ認知—自分を自分で振り返る；メタ認知をいかに育むか）．現代のエスプリ，497：174-181，2008
7) 中村裕美：アセスメントの視点と観察．改訂版これからの精神看護学（森　千鶴　監），p 150，ピラールプレス，2016

5 | 精神疾患の薬物療法と看護

辻脇　邦彦

《**目標＆ポイント**》
1）精神科における薬物療法の効果と限界を学ぶ。
2）向精神薬の作用機序から薬理効果と有害作用を学ぶ。
3）精神科薬物療法について看護の視点から学ぶ。
《**キーワード**》　精神科薬物療法，向精神薬，抗精神病薬，アドヒアランス

　現代の精神科薬物療法は神経生理学に基づいた化学的神経伝達や，脳科学による脳機能の解明により，精神障害をある種の脳神経伝達系の疾患として，精神薬理学に則った，より確からしい仮説により想定される治療を目指している。しかし，いまだ精神疾患はその全容において原因が科学的に解明されていないものが多いと言わざるをえない。

　「向精神薬」の定義には「麻薬及び向精神薬取締法」における定義があるが，ここではあくまで精神疾患に対する治療において使用する薬剤の総称としての「向精神薬」について述べてゆく。

　「向精神薬」とは，WHO（世界保健機関）の定義によれば「その主要な作用が精神機能，行動，経験に影響を与える薬物」とされる。その使用に基づいた分類として代表的なのは，抗精神病薬，抗うつ薬，抗躁薬（気分安定薬），抗不安薬，睡眠薬，抗てんかん薬である。このほか抗認知症薬，抗酒薬を含む場合もある。

　精神科における薬物療法は治療において重要な位置を占めているとは

いえ，向精神薬のほとんどは脳の化学的神経伝達に関与しているのであって，生活状況までを改善するものではない。ましてや当事者の性格や人格を変えるためのものではない。当事者が抱える生きづらさと生きにくさは，向精神薬のみで解決する問題ではない。看護においては，その効果に過剰期待してはならない。

看護は当事者の特性を理解して生活にかかわることを役割とし，当事者と社会との間で起きている生きづらさの解消に向けてケアし，当事者の生きにくさに寄り添うことを機能とする。与薬が役割で，飲ませることが機能ではない。

1. 精神障害の診断

精神障害には疾患であるものと，そうでないものがあるということを押さえておくことは，精神科薬物療法においては重要である。脳科学者は "あらゆる精神障害は脳の疾患である" と主張するかもしれない。さかのぼると，シュナイダーは臨床精神病理学[1]の冒頭で「心的異常には，心のあり方の異常変種としてのものと，疾患（および奇形）の結果としてのものがある。」と述べている。

疾患とは，身体医学に共通する概念で「身体（器官）の異常に原因があるもの」を指している。疾患には原因が明らかであるものと，そうでないものがある。原因が明らかなものを「種」。原因が明らかでないものを「類型（症候群）」という。診断学的には精神障害は「種」と「類型」の区別を明言していない。「ICD（国際疾病分類）」「DSM（精神障害の診断・統計マニュアル）」いずれの分類も疾患（disease）の定義を避け，障害（disorder）という水準で分類体系をまとめている。また診断基準は治療の指針ともなるが，統計分類を目的としていることも特徴的である。DSM-5 ではさらに症（disorder）やスペクトラム（spectrum）といった

分類を採用している。つまり「種」と「類型」が混在し，連続体的に存在することを前提としていると言える。さらに，今日においても原因が科学的に確定されていない精神障害において，実臨床では一診断ではなく併存症はしばしばあることが認められている。また経年において診断が変化することも認識されている。つまり薬物療法的には，「種」と「類型」の混在の中で，薬剤は「種」であればその原因が明確であり，原因に対する治療薬としての効果が期待できるが，「類型」としてのこころの在り方の偏りという精神障害の多くに対して薬は対処療法的となるということであり，薬が有効ではないものがあるということである。

2. 精神科薬物療法における看護の役割

　精神症状は脳の疾患としての症状と，その当事者の置かれた，社会的，心理的，教育的背景に，自身の身体的・感情的な状況に影響を受けて，こころの在り方の偏りとなり，それがベースとなって表出されるものがある。どのようにその当事者が社会の中でサポートされているか，あるいは阻害されているかが，またその当事者自身の認識が影響するということである。医療においては患者-医療者関係が重要な影響因子となる。その中で可能な限りの良好な関係とケアをベースとして，精神障害において解明されている多くの化学的神経伝達の基礎を理解し，必要適切な用量での薬剤で最大限の効果を得られるよう寄り添い支援することが期待される。

　精神科における薬物療法は，その前提として当事者の疾病教育，生活習慣の改善，心理的なケアの構築，そして語りの場の提供が欠かせない。たとえばストレスとの付き合い方，睡眠のとり方，気分や認知のとらえ方など，それらへの介入は看護の役割であり機能である。さらに精神障害は，知的能力，感情的な反応，現実を認識する能力，他者との情報伝

達や関係性の構築能力などが障害されていることを考えると，そのような障害があることを前提としての反応を考慮し，介入方法を構築しなければならない。またそれなくして効果的な薬物療法は実臨床では成立しない。この意味では看護が薬物療法の成否を決めると言っても過言ではない。現代においては障害の「社会モデル（social model）」に立脚した当事者-看護者関係を認識し実践することが薬物の効果を最大限に引き出すことになる。

さて，これらの前提を踏まえ，本邦で使用可能な向精神薬を中心に見ていくこととする。

3. 神経伝達と向精神薬

向精神薬の多くは，脳内の神経伝達に作用し，その伝達を阻害したり促進（活性化）することによって作用する。これらの治療薬が作用する主要部位は数か所である。神経伝達におけるいくつかの受容体・トランスポーター（再取り込み機構）・分解酵素を標的としている。

（1）受容体を介した神経伝達

脳内の神経伝達，主にシナプス間で起こる神経伝達物質（モノアミン）を介した神経伝達に関与するものがあり，シナプス前神経細胞から遊離されたモノアミンは，シナプス後神経細胞にある受容体に結合し神経伝達される（**図5-1**)[2]。

チロシンキナーゼ型：ホルモンや神経栄養因子の受容体として機能する。

Gタンパク質共役型：受容体全体の80％以上を占める主要な受容体ファミリーである。特定の二次メッセンジャーを合成する酵素が活性化あるいは不活性化されて，神経伝達が生じる。自己受容体は一般にシナ

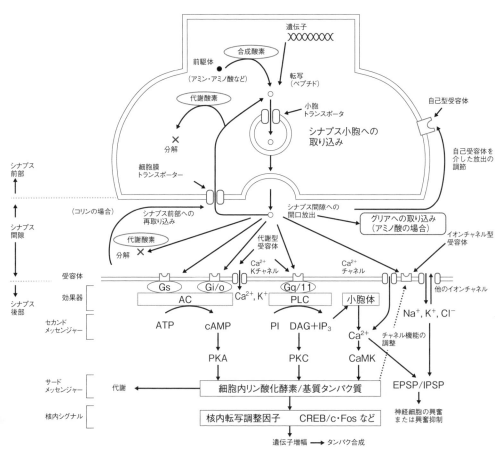

図 5-1 受容体を介した神経伝達のメカニズム
日本臨床精神神経薬理学会専門医制度委員会（編）：臨床精神神経薬理学テキスト 改訂第3版，p27，星和書店，2014

プス前部からの神経伝達物質の放出に抑制的に関与する。

　イオンチャネル結合型：イオンチャネルの開閉に関与し，神経伝達に抑制性，興奮性に関与する。それぞれの受容体型には，さらにサブタイ

プが存在し，相互に関与し合い多様性のある生物学的方法で対応している。

シナプス前神経細胞から遊離されたモノアミンや受容体に結合後に遊離したモノアミンは，シナプス前神経細胞に再取り込みされる。直接再取り込みされるものと，酵素によって分解されてから再取り込みされるものがある。この再取り込み機構をトランスポーターという。

（2）GABAニューロンと興奮性アミノ酸ニューロン

γ-アミノ酪酸（γ-aminobutyric acid：GABA［ギャバ］）はアミノ酸の一つで，主に抑制性の神経伝達物質として機能している。GABAは，たとえば基底核や小脳皮質から末梢へ伝導する脊髄より上位の経路におい

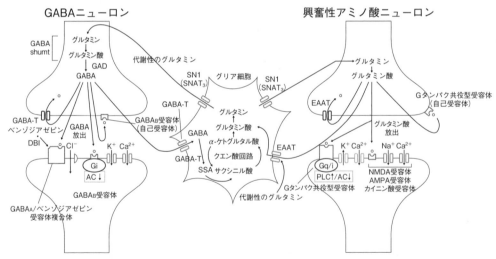

図5-2　興奮性アミノ酸およびGABA作動性神経終末
日本臨床精神神経薬理学会専門医制度委員会（編）：臨床精神神経薬理学テキスト　改訂第3版，p30，星和書店，2014

て，主要な抑制性の神経伝達物質となっている。GABAはまた，大脳皮質細胞内における抑制作用を担っている。

グルタミン酸もまたアミノ酸の一つで，興奮性の神経伝達物質として機能している。グルタミン酸作動性神経は線条体，視床，脳幹，脊髄へと遠心性に投射する。海馬の主要な興奮性の伝達，海馬内の局所神経回路，小脳の主要な興奮性の伝達もグルタミン酸作動性である（**図5-2**）[3]。

4. 向精神薬

（1）抗精神病薬

a）概要（抗精神病薬と統合失調症のドパミン仮説）

抗精神病薬は統合失調症を中心とする幻覚，妄想，精神運動興奮・混迷などを軽減するとともに，再燃を予防する治療薬である。器質性精神障害，抑うつ障害など，他の精神障害における同様の症状にも用いられることがある。

統合失調症の病因として確立されたものはないが，古典的な「ドパミン仮説」によれば，ドパミン神経の過剰興奮が統合失調症の病因であるとされる。陽性症状などの統合失調症様の症状を示す薬物（覚せい剤など）の多くはドパミン様作用があること，抗精神病薬について一日に処方される平均投与量とドパミンD_2受容体に対する親和性には相関関係がある[4]こと，などから統合失調症の病態形成には，主としてドパミン神経系の異常が関与していると考えられている。

脳内にはいくつかのドパミン経路があるが，そのうち抗精神病薬に関与する4つのドパミン経路の内の一つである中脳-辺縁ドパミン経路の過活動が統合失調症の病因に関与していると考えられている。また，統合失調症では中脳-皮質ドパミン経路での機能低下があり，それが陰性症状に関与していると考えられている。また，近年それらのドパミン神

経の異常には，グルタミン酸作動性神経の機能低下が関与しているという仮説も注目されている。

b）抗精神病薬の種類

現在大きく2種類の抗精神病薬が使用されている。定型抗精神病薬（従来型抗精神病薬・第一世代抗精神病薬）と非定型抗精神病薬（新規抗精神病薬・第二世代抗精神病薬）である。「定型」と「非定型」という用語は，古くからある「定型」な副作用を示す抗精神病薬と，定型な副作用を示さない「非定型」な抗精神病薬という意味で使用されている。

また次のような用語が受容体への作用タイプから SDA（serotonin dopamine antagonist：セロトニン-ドパミン拮抗薬），MARTA（multi acting receptor targeted antipsychotics：多元受容体標的化抗精神病薬），DSS（dopamine system stabilizer：ドパミン・システムスタビライザー）・DPA（dopamine D_2 receptor partial agonist：ドパミン部分作動薬），SDAM（serotonin dopamine activity modulator）といった用語が用いられることがある。

さらに用量から見た分類として，1日投与用量が数ミリグラムから十数ミリグラム程度の有効量を示すものを高力価の抗精神病薬，また1日投与量が数十グラムから数百ミリグラムの有効量を示すものを低力価の抗精神病薬ということがある。

c）統合失調症とドパミン経路

脳には次の5つのドパミン経路がある（**図5-3**）。① 中脳-辺縁ドパミン経路，② 中脳-皮質ドパミン経路，③ 黒質-線条体ドパミン経路，④ 漏斗-下垂体ドパミン経路である。そしてもう一つ，⑤ 視床ドパミン経路があるが現段階では統合失調症に関するエビデンスはなく，ここでは説明を省くこととする。

定型抗精神病薬はドパミン受容体拮抗作用が主作用であり，陽性症状

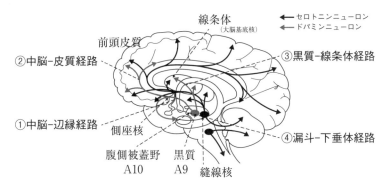

図 5-3　主要なドパミン作動性経路

発現に関連のある① 中脳-辺縁経路では陽性症状の改善に働くが，他の3つの経路では，ドパミン拮抗作用により，神経遮断薬性欠損症候群，錐体外路症状の発現，プロラクチンの上昇などの問題があった。

　非定型抗精神病薬では，ドパミン拮抗作用に加え，セロトニン拮抗作用を有し，その特徴となっている。セロトニン系のニューロンはドパミン系ニューロンとほぼ並行して走っており，相互に調整しあっていることが知られている。それにより次のような効果がある。① 中脳-辺縁経路では同様に陽性症状の改善。この経路ではセロトニンが働いてもその効果を逆転しない。② 中脳-皮質経路では，同様に遮断が起きるがセロトニン拮抗作用でドパミン経路の回復と陰性症状の改善。③ 黒質-線条体経路では，ドパミン系の遮断で錐体外路症状やパーキンソン様症状が出ていたが，セロトニン拮抗作用で症状の改善効果。④ 漏斗-下垂体経路では，セロトニン拮抗作用が働き乳汁漏出や月経不順，性機能障害などの副作用の改善。以上のような作用を非定抗精神病薬の至適用量での使用により期待できる。

d）抗精神病薬の至適用量と臨床効果

ⅰ．至適用量

抗精神病薬の投与は，単剤，至適用量が基本である。急性期の治療では従来は十分な薬効が得られるまで漸増し，寛解すれば漸減するといわれてきたが，日本では鎮静効果に比重が置かれ十分には漸減されていなかった現状がある。現在では抗精神病薬効果であるドパミン受容体占有についての研究が進み，かつ非定型抗精神病薬が主流となることで至適用量という考え方が浸透している。ドパミン神経経路における抗精神病薬の受容体占有による臨床的有効性 D_2 遮断 $\geqq 65\%$，錐体外路症状 D_2 遮断 $\geqq 78\%$，プロラクチン上昇 D_2 遮断 $\geqq 72\%$ といわれている。つまり至適用量はおおよそ 70% 前後と考えられる。薬剤の拮抗作用により 30% 程度の活性率を確保し，遮断しすぎないことが重要である。看護においては副作用の発現の有無を観察することの重要性が増していると言える。

ⅱ．臨床効果

抗精神病薬はドパミン D_2 受容体拮抗作用を有し，ドパミン D_2 受容体に対する親和性を共通特性として有している。この共通特性により抗精神病薬は眠らせることなく周囲の刺激に無関心とさせる基本的な作用を有し，臨床的には次のような作用を示す。① 抗幻覚妄想作用：精神疾患患者の行動を左右し混乱させている幻覚や妄想を抑える作用。② 鎮静作用：精神病性の不安・興奮を抑える作用（非特異的）。③ 抗自閉・賦活作用：慢性患者の意欲・自発性の低下を改善する作用（非定型抗精神病薬）である。

e）副作用

抗精神病薬はドパミン D_2 受容体拮抗作用のほか，ムスカリン性コリン M_1 受容体，ヒスタミン H_1 受容体，α_1 アドレナリン受容体などの拮抗作用を有している（**図 5-4**）[5]。中枢性，末梢性に作用しさまざまな症状

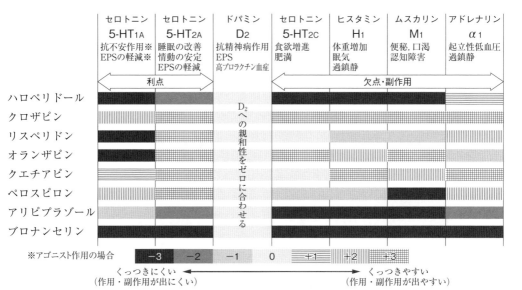

図 5-4　臨床濃度から見た抗精神病薬の「受容体プロフィール」
長嶺敬彦：予測して防ぐ抗精神病薬の「身体副作用」, 付録, 医学書院, 2009 より一部改変して転載

表 5-1　抗精神病薬の副作用

障害の部位	投与初期に出現	長期投与後に出現
中枢神経系	錐体外路症状（パーキンソン症候群・アカシジア・アキネジア・急性ジストニア） 眠気, 精神活動の遅鈍化	遅発性ジスキネジア 行動毒性 多飲症・水中毒
自律神経系	起立性低血圧, 口渇	麻痺性イレウス
皮膚	発疹, 光線過敏症	異常色素沈着
眼		角膜・水晶体の混濁
肝臓	胆汁うっ滞を伴う肝炎	肝機能障害
心臓・循環器系	頻脈, 血圧低下	心電図異常（QTC 延長）
内分泌系		性機能障害 体重増加, 糖尿病
血液系	白血球減少反応	顆粒球減少症
その他	悪性症候群	

を呈し，投与期間によっても副作用種類と出現頻度は変化する（**表 5-1**）。

■D₂ 受容体拮抗作用による副作用

　中脳-皮質ドパミン経路の抑制では，前頭系の認知機能の低下，統合失調症では陰性症状の悪化に関与する。黒質-線条体ドパミン経路は，錐体外路神経系の一部であり運動を調節している。その神経系の抑制により錐体外路症状（Extrapyramidal Symptom：EPS）が起きる。漏斗-下垂体ドパミン経路が抗精神病薬によって遮断されると，プロラクチンの血中濃度が上昇し，高プロラクチン血症となる。これにより，女性では乳汁分泌，生理不順，無月経などが，男性では女性化乳房や性機能低下がみられる。また，高プロラクチン血症では骨からのカルシウム遊離が進み骨粗鬆症になりやすくなる。

　錐体外路症状には次の 4 つの代表的な症状がある。① パーキンソン症候群（Parkinsonism）：抗精神病薬の投与開始後，または増量後，または錐体外路症状に対する医薬品を減量後 2～3 週間以内に発現するパーキンソン振戦，筋強剛，運動の減少や運動開始の困難さ（アキネジア），あるいは運動が遅くなること（寡動）。② 急性ジストニア（Acute Dystonia）：抗精神病薬の投与開始後または増量後，または錐体外路症状を治療する医薬品の減量後 2～3 日以内に発現する，眼（眼球運動異常），頭部，頸部（斜頸，頸部後屈），四肢または体幹の異常かつ持続する筋攣縮。③ アカシジア（Akathisia）：正座不能ともいう。主観的な落ち着きのなさが，抗精神病薬の投与開始後または増量後，または錐体外路症状を治療する医薬品の減量後 2～3 日以内に発現する，しばしば他覚的に観察される過剰な運動（例：そわそわとした足の動き，片足ずつ交互に体重をかけて体を揺らす，足踏み，じっと座っていたり立っていたりすることができない）を伴う。④ 遅発性ジスキネジア（Tardive Dyskinesia）：抗精神病薬の少なくとも 2～3 か月の使用に関連して発現するアテトー

ぜ様，または舞踏病様の不随運動（少なくとも2〜3週間持続する）。一般的には舌，顔面下部や顎，そして四肢に認める（時には咽頭，横隔膜や体幹の筋肉にも発現する）。

■ムスカリン性コリン M₁受容体拮抗作用による副作用

抗コリン作用による副作用は口渇，かすみ目，便秘，尿閉そして認知機能の鈍化，眠気といった副作用をもたらす。いくつかの定型抗精神病薬では抗コリン作用が強く錐体外路症状を起こしにくいことが知られている。

■ヒスタミン H₁受容体拮抗作用による副作用

抗ヒスタミン作用による副作用は，体重増加と鎮静，眠気に関与している。

■α₁アドレナリン受容体拮抗作用による副作用

中枢の α₁受容体遮断は鎮静に関与し，末梢の遮断は起立性低血圧と関与している。

■悪性症候群 Malignant Syndrome

重篤副作用の一つである。72時間以内の抗精神病薬への曝露に関連して発現する。発症，顕在化，進展，そして転帰においてしばしば不均一である。しかし悪化すれば重篤副作用となりうるので特に注意が必要である。典型例では，大量の発汗を伴う38.0℃を超える高体温。筋強剛，最も重度な状態では鉛管様筋強剛となる。正常上限の4倍を超えるクレアチニンホスキナーゼ（CPK）の上昇が一般的に認められる。他の関連所見（例：嚥下困難，失禁，錯乱から昏睡にわたる意識水準の変化，無言症，血圧の上昇または不安定化）が認められる。

悪性症候群の発症機序と病態は，十分に解明されないが，悪性症候群を独立した症候群と見なさず，神経遮断薬により生じる「錐体外路症状」が重症化したもの，あるいは，「発熱を伴う錐体外路症状群」とのとらえ

表 5-2　悪性症候群へ進展する各段階と起こりうる状態

段階	筋強剛 (筋硬直)	自律神経系 症状	発熱 38℃超	治療
第1段階 錐体外路反応	軽度〜中等度			抗コリン剤
第2段階 神経遮断剤カ タトニア	軽度〜中等度 +歯車様筋強剛	P：70〜90 RR：18〜28 BP：120/70〜140/80		抗コリン剤 +ベンゾジアゼピン
第3段階 軽症悪性症候 群	軽度〜中等度 +歯車様筋強剛	P：90〜110 RR：25〜30 BP：130/80〜150/90	38〜39℃	抗コリン剤 +ベンゾジアゼピン
第4段階 悪性症候群	軽度〜中等度 +鉛管様筋強剛	P：110〜130 RR：25〜30 BP：140/100〜 210/110	39〜40℃	上記 +プロモクリプチン ダントロレン アマンタジン
第5段階 悪性症候群 (重症)	軽度〜中等度 +鉛管様筋強剛	P：130〜150 RR：30〜36 BP：140/100〜 210/110	39〜42℃	上記 +プロモクリプチン ステロイド剤

自律神経症状：p＝脈拍数 (/分)，RR＝呼吸数 (/分)，BP＝血圧 (mmHg)
原著：オーストラリア治療ガイドライン委員会，向精神薬治療ガイドライン (原著第4版
改訂増補版)，訳補2 (pp260-268)，発行：NPO医薬ビジランスセンター，2004〔Re-
printed from J AM Acad Child Adolesc Psychiatry, Vol31, Woodbury MM, 1163,
Copyright 1992, with permission from Elsevier. through Japan UNI Agency., Inc. Tokyo〕

方がある。悪性症候群の予防には，錐体外路症状からカタトニア，悪性
症候群に至る一連の病態を連続したものととらえることが看護にとって
極めて重要である (**表 5-2**)[6]。

f) 看護として理解しておくべきこと

　先ほどのドパミン過剰仮説によれば，ドパミンの過剰放出が過剰伝達
を引き起こすことになり，それが統合失調症の陽性症状の発現に関与す
ると考えられる。したがって幻覚妄想状態を軽減するためには，神経伝
達を遮断すればよいわけで，ドパミン受容体を薬剤で遮断することに

よって症状を軽減しようというものである。

　ここで注意しなければならないのは，至適用量で神経伝達が遮断されたとしても，患者が感じるであろう状態と周囲から見える症状が必ずしも相関しないということである。つまり，薬剤によって適切にある程度神経伝達が遮断されたとしよう。しかし，だからといって幻覚や妄想によって引き起こされた気分が青空が晴れ渡たるように一気にすっきりするわけでもなく，それまでの周囲に対する違和感や懐疑が全くなくなるわけでもないということである。さらに言えばもともと持っている障害がなくなるわけではない。急性期であればあるほど，用量としては適切でも看護者からは状態がよくなっているようには見えにくいということである。

（2）抗うつ薬
a）概要（抗うつ薬とうつ病のモノアミン仮説）

　基本的にはうつ病に伴う抑うつ症状に対して処方される薬剤である。抗うつ薬の中には，うつ病・うつ状態のほかに，パニック障害，強迫性障害，社会不安障害，外傷後ストレス障害の適応を受けているものがある。

　気分障害の病態生理において，次の3つの神経伝達物質の関与が古くから示唆されている。セロトニン，ノルアドレナリン，ドパミンである。これらのモノアミンは神経伝達系をそれぞれ構成し，しばしば協調して作用する。気分障害でみられる症状の多くは，これらの神経伝達のさまざまな連携における機能障害が関与していると想定されている。うつ病の生物学的病因に関する古典的な理論「モノアミン仮説」では，モノアミンの欠乏，もしくはモノアミン性神経伝達の不活性化によると想定されている。「モノアミン仮説」は当初，セロトニンとノルアドレナリンに

注目が集まっていたが，抗うつ薬の効果発現までには7日程度から数週間かかることが臨床的には経験されており，薬による間接的な作用が働いている可能性が示唆されていた。現在ではこれらの3つのモノアミンの神経伝達系が機能障害に陥ることが原因であり，病像によって関与している神経伝達物質に相違があることが示唆されている。現在ではモノアミンの欠乏という単純なモノアミン仮説から，γ-アミノ酪酸，グルタミン酸，脳由来神経栄養因子（BDNF：Brain-derived neurotrophic factor），当該受容体および受容体以後の情報伝達系の機能異常，視床下部-下垂体-副腎系の神経内分泌の関与も示唆されてきているが，確立されたものはない。

b）抗うつ薬の種類

抗うつ薬は，本邦では次の5種類の薬剤が使用されている。① 三環系抗うつ薬，② 四環系抗うつ薬，③ 選択的セロトニン再取り込み阻害薬（SSRI：selective serotonin reuptake inhibitor）④ セロトニン・ノルアドレナリン再取り込み阻害薬（SNRI：serotonin-norepinephrine reuptake inhibitor）⑤ ノルアドレナリン作動性・特異的セロトニン作動性抗うつ薬（NaSSA：noradrenergic and specific serotonergic antidepressant）である。

抗うつ薬は，セロトニンやノルアドレナリンの再取り込み機構に結合し，前シナプスへの再取り込み機能を阻害することでシナプス間隙のモノアミンレベルを増加させることが主作用となっている。従来薬である三環系抗うつ薬では，この主作用に加えムスカリン M_1 性抗コリン作用，抗 α_1 アドレナリン作用，抗ヒスタミン H_1 作用などの副作用を強く併せ持つ。このような従来薬の有害作用を可能な限り低減し，モノアミン再取り込み阻害作用だけを選択的に残そうとする，あるいは有害作用を減弱させ開発されてきたのが，SSRI，SNRIであり，加えて効果の増強を

図ったのが NaSSA である。

c）抗うつ薬の効果

　基本的には抗うつ薬は従来でいう内因性のうつ病に効果があると考えられる。また今日，新規の抗うつ薬の使用範囲はうつ病以外の強迫性障害や不安障害といった精神障害にも使用範囲を広げている。不安とは過度の恐怖と憂慮であり，強迫性は状況に対して不適切であるとわかっていても継続し，しばしば望まない結果を生じるような認知もしくは行動の硬直といえる。これら抑うつに共通する症状であり，抗うつ薬は単に気分を持ち上げるものではなく，これらの症状を緩和する何らかの神経伝達に関与しているということであり，これらの視点からも症状を観察する必要がある。

　このような抗うつ薬の使用範囲の拡大は，言い換えれば抗うつ薬とは何に効いているのか，といった問いかけともいえる。特に高度ストレス社会における現代のうつ病とは何かを看護として位置づけておく必要がある。つまり，どこまで重篤であれば，平たくいえばどこまで抑うつ（不安や恐怖，憂慮）が強ければ，あるいは認知や行動が強迫的であれば薬を使う必要があるのか，その副作用と作用のバランスにおける服薬のリスク，その人が生活するという側面における薬による気分の高揚の必要性，といったことを念頭に置きながら当事者の生活をとらえ，そこに介入しつつ，医師の処方を看護としてとらえる必要性が出てきている。

　現在の医療をみるに，不定愁訴を前面とした仮面うつ病，不安抑うつ混合状態が増えている中で，高度ストレス社会の中で生活している患者の根底にある不安や，認知の硬直性，抑うつ状態のアセスメントが重要となる。

　『日本うつ病学会治療ガイドラインⅡ』では軽症うつ病では患者背景や病態生理に基づいた支持的精神療法や心理教育などの基礎的な介入が

表5-3 把握すべき情報のリスト

（治療者・患者関係の形成を勘案しながら確認）

1）言い間違い・迂遠さの有無を確認
2）身長・体重・バイタルサイン（栄養状態を含む）
3）一般神経学的所見（パーキンソン症状，不随意運動を含む）
4）既往歴：糖尿病，閉塞隅角緑内障の有無を確認
5）家族歴：精神疾患・自殺者の有無を含めて
6）現病歴：初発時期，再発時期，病相の期間，「きっかけ」「悪化要因」，生活上の不都合（人間関係，仕事，家計など）
7）生活歴：発達歴・学歴・職歴・結婚歴・飲酒歴・薬物使用歴を含めて
8）病前のパーソナリティ傾向：他者配慮性・対人過敏性・発揚性・循環性・気分反応性の有無を含めて
9）病前の適応状態：家庭・学校・職場などにおいて
10）睡眠の状態：夜間日中を含めた睡眠時間，いびき・日中の眠気の有無の聴取
11）意識障害・認知機能障害・知能の低下の有無
12）女性患者の場合：妊娠の有無，月経周期に伴う気分変動，出産や閉経に伴う気分変動

日本うつ病学会，他：日本うつ病学会治療ガイドラインII．うつ病（DSM-5）/大うつ病性障害 2016．http://www.secretariat.ne.jp/jsmd/mood_disorder/img/160731.pdf

重要であるとし，重症になるに従い，その基礎的な介入に加え，必要に応じた薬物療法を推奨している。また，抑うつ障害群に含まれる患者群はきわめて多様であり，大うつ病エピソードに合致している患者に遭遇した場合，一般身体疾患による抑うつ状態，過去に躁ないし軽躁病相が示唆する双極性障害，大うつ病性障害であると同時に他の精神疾患（発達障害を含む）やパーソナリティ障害を伴う可能性などを検討して，各疾患の特性を明らかにしたうえで治療方針を立てることを推奨している。ガイドラインでは，「把握するべき情報リスト」（**表5-3**）[7]をあげている。看護においても，うつ病のみならず，情報リストの大項目は他の障害においても通底する重要情報であり，その把握が必要である。

　支持的精神療法や心理教育が重要であることは言うまでもないが，そ

第5章 精神疾患の薬物療法と看護 | **97**

の基盤となるのは日々の看護ケアである。支持的精神療法や心理教育を効果的なものにするためには，日々の看護ケアが患者背景や病態に基づき支持的で心理教育に準じたケアが提供されなければならない。

d）副作用

抗うつ薬は，主作用であるそれぞれのモノアミンの再取り込み阻害の作用のほかに，ムスカリン性コリン M_1 受容体拮抗作用，ヒスタミン H_1 受容体拮抗作用，抗 α_1 アドレナリン受容体拮抗作用などを有している。それぞれの副作用は，抗精神病薬に同じである。それぞれの典型的な副作用は，抗ヒスタミン H_1 作用：体重増加，眠気，鎮静，抗ムスカリン性コリン M_1 作用：口渇，かすみ目，尿閉，便秘，抗 α_1 アドレナリン作用：起立性低血圧，めまい，眠気，などである（抗精神病薬の副作用を参照）。それぞれの薬剤の受容体親和性特性に応じて副作用の出方が異なる。

■セロトニン再取り込み阻害作用による副作用

セロトニン再取り込み阻害作用により，シナプス間隙のセロトニン量が増加し，嘔吐，下痢，不眠，性機能障害などが副作用として出現する。

■ノルアドレナリン再取り込み阻害作用による副作用

ノルアドレナリン再取り込み阻害作用により，シナプス間隙のノルアドレナリン量が増加し，動悸，尿閉などが副作用として出現する。

■セロトニン症候群 Serotonin Syndrome

セロトニン作動性の抗うつ薬を服用中に，不安，発熱，震えなどをおこす「セロトニン症候群」が生じることがある。

一般に SSRI などのセロトニン作動性の抗うつ薬の大量投与や，多剤併用時に発現することが多いといわれている。症状としては，精神症状（不安，混乱する，イライラする，興奮する，動き回るなど）などの症状に加え，錐体外路症状（手足が勝手に動く，震える，体が固くなるなど），自律神経症状（発汗，発熱，下痢，脈が速くなるなど）が認められる。

頻度は少ないが，死に至ることのある重篤副作用であり注意が必要である[1]。

■アクチベーション・シンドローム Activation Syndrome

賦活症候群，あるいは初期刺激症状とも呼ばれ，中枢神経刺激症状の総称である。診断基準として確定されたものはまだない。主に SSRI や SNRI の投与初期や増量後，大量投与や多剤併用に伴って出現すること多いといわれている。症状としては，焦燥感や不安感の増大，不眠，パニック発作，アカシジア，敵意・攻撃性・易刺激性・衝動性の亢進，躁・軽躁状態などの中枢刺激症状に基づく精神運動不穏が出現する状態である。アクチベーション・シンドロームは自殺関連事象と結びつくことがあり注意が必要である[2]。

e）看護として理解しておくべきこと

患者は自発的には副作用を申告しないこともある。薬効に先行して副作用が発現すること，薬効は7日から数週間後から発現することを，あらかじめ説明することが重要であり，当事者と共同での有害作用のモニタリングをしていくというスタンスが有効である。

また，看護として患者の生活状況を把握し，患者の抑うつ症状，興味や関心の変化だけではなく，認知や行動の強迫性や硬直性をも評価する。また日常の中で認知行動療法的なケアをすることで，その変化を評価する。このような看護ケアによる医師の適切な処方への支援を積極的に看護として行うことが重要である。

（3）気分安定薬

a）概要

気分安定薬 mood stabilizer とは，躁病・躁状態や双極性障害における気分エピソードの再発・再燃抑制という効果を持つ薬剤とここでは定義

しておく。

　気分障害における気分高揚・活動性増大・睡眠減少などの躁障害の病態成立には，セロトニンを含めたモノアミン系や視床下部-下垂体-副腎皮質-性腺などのホルモン系の異常，後シナプスドパミン D_2 受容体の感受性の亢進が関与している可能性が示唆されている。しかし，それらがどのように気分安定化作用に関与するのか詳細は不明である。

b）種類

　気分安定薬の代表的な薬剤が炭酸リチウムである。続いて抗てんかん薬であるカルバマゼピン，バルプロ酸ナトリウム，ラモトリギンである。また抗精神病薬であるオランザピンが双極性障害の躁状態・うつ症状の改善で，アリピプラゾールが躁状態の改善およびうつ病・うつ状態（既存治療で十分な効果が認められない場合に限る）の改善で適応を受けている。

c）効果

　代表的な薬剤である炭酸リチウムは，イオン輸送系において他の陽イオンと置き替わり，細胞内情報伝達系に関与するアデニル酸シクラーゼの抑制，イノシトールリン脂質の代謝阻害，G 蛋白への作用など，さまざまなかたちでモノアミン系神経伝達に関与する。また，抗てんかん薬は，その基本作用として抑制性神経伝達を強めるか，あるいは興奮性神経伝達を抑えることによって神経細胞の興奮を抑制する作用を有している。これらの薬剤は躁病の動物モデルを用いた実験により生じる自発運動亢進や情報処理障害（驚愕反射），認知障害および実行機能障害，等々の抑制作用があることが確認されているが，その作用機序の詳細は不明である。多くの作用が複合的に関連して作用するものと想定されている。

　抗精神病薬における気分安定効果は，双極性障害の躁病エピソードで，中脳辺縁系を中心としたドパミン系の後シナプス D_2 受容体感受性の亢

進を抑制することや，抗けいれん薬同様にグルタミン酸系を抑制することが想定されている。

d）副作用

　炭酸リチウムの治療上有効な血清濃度は，通常，急性期治療では0.8〜1.2 mEq/L 程度である。維持療法では0.4〜0.8 mEq/L 程度であり，重症躁病の急性期治療には約1.4 mEq/L まで用いられることもある。血中濃度が1.5 mEq/L を超えたときは，副作用の発現が予測されるので臨床症状の観察が必要となる。また，2.0 mEq/L を超えたときは中毒を起こすことがあるとされている。リチウム中毒の初期症状として食欲低下，嘔気，嘔吐，下痢などの消化器症状，振戦，傾眠，錯乱などの中枢神経症状，運動障害，運動失調などの運動機能症状，発熱，発汗などの全身症状があげられる。

　リチウムはナトリウムイオンによって排泄・吸収が誘導されやすいので，利尿剤などによって，ナトリウム排泄が促進されると，腎におけるリチウムの再吸収が代償的に促進される可能性があるため，血清リチウム濃度が上昇すると考えられる。また脱水などでもリチウムの血清濃度が上昇する。さらに食事や間食などで日常から塩分摂取が多いとリチウムの排泄が誘導される可能性があり注意が必要である。双極性障害の患者では，病期によって食事，嗜好，飲水，それぞれの摂取量などが変化することがあるので，病期による変化を想定しながら食生活の変化の聴取や観察が重要となる。

（4）抗不安薬・催眠鎮静薬

a）ベンゾジアゼピン誘導体およびその類似薬

　情動の形成には大脳辺縁系が密接に関与しており，特に扁桃核，海馬，中核野と視床下部と呼ばれる脳内の領域が情動の発現に大きくかかわっ

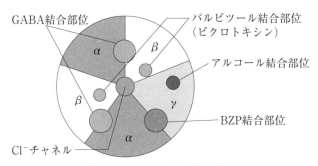

図5-5　GABA受容体の構造

ている。これらの領域では，ノルアドレナリン神経系やセロトニン神経系などがお互いに神経経路を形成し，さらにホルモン系も加わり，不安などの情動調節障害の発現に複雑に関与していると考えられている。

こうした神経回路網の過活動状態を抑制し，不安・緊張・焦燥感などを取り除き，症状を緩和するのが，GABA作動性神経におけるγ-アミノ酪酸（GABA）の作用である。ベンゾジアゼピン受容体は，生体に備わっている原始的な危険回避機構のうち，イオンチャネル型であるGABA-A受容体と複合体を形成している。このGABAの作用を増強する目的で使用されるのがベンゾジアゼピン系薬物である。GABA受容体の構造を**図5-5**に示す。

ベンゾジアゼピン受容体には，おもに$\omega 1$（$\alpha 1$）と$\omega 2$（$\alpha 2$, $\alpha 3$, $\alpha 5$）の2種類があり，$\omega 1$受容体は催眠・鎮静作用，抗けいれん作用に，$\omega 2$受容体は抗不安作用や筋弛緩作用に関与している。ベンゾジアゼピン薬剤のほとんどが$\omega 1$と$\omega 2$を区別せず，どの薬剤もすべての作用を持っているが，薬物による受容体親和特性の相違や用量による作用特性の差などが，総合的な作用の差となっていると考えられる。

非ベンゾジアゼピン系薬剤は，化学構造上ベンゾジアゼピン系薬物に

は含まれないが ω 受容体に結合して効果を発揮する。$\omega 1$ に選択性が高く，催眠・鎮静作用をもたらす用量では $\omega 2$ への作用はほとんどなく，抗不安作用や筋弛緩作用が弱いことが特徴である。

効果の時間は主に血中半減期によって決まるが，薬物の代謝産物が催眠作用を有するものもあり持続時間が長くなる薬物があり，代謝機能が衰える高齢者では注意が必要である。

ベンゾジアゼピン系抗不安薬はアルコール使用障害の離脱期に使用されることがあるが，これは GABA 受容体の各サブユニットの一つにアルコールの結合部位もあり，ベンゾジアゼピンがアルコール同様の働きをするために離脱が抑えられると考えられているためである。

b）SSRI，SNRI，アザピロン系薬物

うつ病や不安・恐怖などの発現に関与する大脳辺縁系や視床下部にはセロトニンを分泌する神経終末が多数存在し，その神経活動の亢進が不安症状をもたらすと考えられている。SSRI や SNRI の作用は前述のとおりである。長期投与によりシナプス前自己受容体の感受性低下が抗不安作用に関与していると想定されている。また，そのうちセロトニン自己受容体に作用しセロトニンの遊離を抑制することで抗不安作用を発現するのが，セロトニン 5-HT$_{1A}$受容体作用薬であるアザピロン系薬剤である。近年不安障害に対する第一選択は前述のベンゾジアゼピン系薬物ではなく，SSRI や SNRI などの抗うつ薬となっている。

c）メラトニン受容体作動薬

メラトニンは視交叉上核にあるメラトニン受容体に作用し生体の体内時計機構を調節している。ラメルテオンは，メラトニン MT$_1$および MT$_2$受容体に対する親和性を有するメラトニン受容体アゴニストである。その受容体作動作用によりメラトニンとほぼ同じ働きをすることで睡眠覚醒リズムを調整し，睡眠を誘発する。

d）オレキシン受容体拮抗薬

　覚醒/睡眠を調整する神経伝達物質であるオレキシンは，視床下部に局在するニューロンに発現しており，覚醒に関与する神経核に投射し活性化させることで覚醒を維持している。スボレキサントは，2種のオレキシン受容体（OX1RおよびOX2R）の選択的拮抗薬として可逆的に作用し，オレキシンニューロンの神経支配を受けている覚醒に関与する神経核を抑制することにより睡眠を誘発する。

e）その他の抗不安薬

　使用は少なくなっているが，抗ヒスタミン薬がある。抗ヒスタミン作用により視床，視床下部，大脳辺縁系を抑制することで静穏作用を示していると考えられる。

（5）抗パーキンソン薬

　ドパミン受容体拮抗薬の副作用として問題になるのが薬原性錐体外路症状（EPS）である。パーキンソン様症候群は不随意運動を調節している黒質-線条体ドパミン経路が薬剤によって遮断されることによって，ドパミン神経とアセチルコリン神経の運動機能調節のバランスが障害され種々の副作用症状が起こると想定されている。

　このため薬原性の錐体外路症状には主にこのバランスを調節する目的で抗コリン薬が用いられる。抗コリン薬は口渇，排尿障害，便秘などの副作用がある。認知障害や妄想・不安などの中枢性の副作用もある。特に高齢者への使用には注意が必要である。

（6）抗酒薬（嫌酒薬）および飲酒欲求抑制薬

a）抗酒薬

　ジスルフィラムとシアナミドが認可されている。抗酒薬はアルコール

使用障害の治療の一環として使われる。アルコールの中間代謝物質であるアセトアルデヒドの分解を遅らせることで、一般でいう悪酔い（二日酔い）の状態を引き起こす作用がある。飲酒欲求そのものを抑制するわけではなく、あくまでも補助的なものである。肝機能障害をきたすことがあり、積極的には使用されなくなってきている。

b）飲酒欲求抑制薬

飲酒欲求抑制薬であるアカンプロサートカルシウムの作用機序は明確ではない。アカンプロサートカルシウムは、脳内の主要な抑制性神経伝達物質であるγ-アミノ酪酸（GABA）と構造上の類似性を有し、GABA受容体に対する結合活性を有することから、中枢神経系に作用し、アルコール依存で亢進したグルタミン酸作動性神経活動を抑制することで、アルコール依存症患者の飲酒欲求を抑制すると想定されている。

5. アドヒアランス

アドヒアランスとは、治療や服薬に対して患者が積極的にかかわり、その決定に沿った治療を受けること、服薬遵守の訳語である。服薬順守について、以前は「コンプライアンス（compliance）」の考え方が主流であったが、2001年にWHOで「アドヒアランス（adherence）」を推奨すると定められたこともあり、現在では「服薬遵守＝アドヒアランス」という考え方が広まっている。

「コンプライアンス」は、医師の処方どおりに患者が服薬することを志向する傾向が強かった。「アドヒアランス」は、コンプライアンスの維持・向上のために志向された概念であり、熟練した医療従事者たちが「患者は治療に従順であるべき」という患者像から離脱することを意図した概念ともいえる。

アドヒアランスの実現に向けては、患者が医師から薬の効果、それに

伴う副作用の説明を受け，自分自身で自らの病気と治療法を可能な限り多側面から理解したうえで，医療者と検討し，治療方針を決定する必要がある。実現には，治療に対する患者の理解と納得，患者と医療者の信頼関係の構築が不可欠である。

同じく服薬遵守の訳語には「コンコーダンス（concordance）」という用語があるが，コンコーダンスはアドヒアランスと比べると，患者の自由意志に重きを置いた自律性と能動性という意味で異なると考えられる。

これらの考え方の前提になくてはならないことは，当事者へのインフォームド・コンセントがしっかりとなされていることである。服薬のみならず疾患などの説明も当事者が理解できるように説明されていることである。今日的には，それらの説明が医療者からの一方的なものではなく，当事者が理解できるよう合理的配慮がされた説明であることが前提である。

精神科医療で「拒薬」といわれてきた服薬をしない，もしくは忘れてしまう行動は，精神疾患のみならず慢性疾患で普通にみられる状況である。慢性疾患の多くは，良好な服薬アドヒアランスを維持することが難しいといわれているが，その中でも精神疾患は困難な疾患の一つである。「拒薬」とは，医療者主体の服薬させることが前提の言葉であり，患者主体の言葉ではない。当事者には服薬することを忘れたり，飲みたくないと思う理由があるのであり，そこへのアプローチが望まれる。

6. 心理教育

心理教育は，当事者にストレス緩和や問題解決に役立つ技術・知識・態度（認知）などを体験的に教育しようとするものであり，当事者の家族もその対象となる。当事者と家族，双方への心理教育を組み合わせる

表5-4 心理教育プログラムの項目（例）

当事者	家族
疾患の理解 生きにくさと生きづらさ（の自覚） 再燃のサイン（の自覚） 対処方法の獲得 薬の理解と上手な利用方法 社会資源の活用	疾患の理解 当事者の生きにくさと生きづらさの理解 上手なかかわり方の理解 薬の理解と上手な利用方法 社会資源の活用

ことによって，その有効性をより高めることができることが明らかになっている。特に，身近な援助者である家族の状況が重要な因子であることがExpressed Emotion（EE）研究などで明らかにされている。

　本来の心理教育では対人的な体験・情的理解（知識の応用）・知識の実用化といった側面が重視されるが，日本の精神科ではベースとなる情報提供が今まで希薄であったこともあり，疾患理解，薬をはじめとする治療，社会福祉資源などの知識の提供といった要素も重視される。心理教育プログラムについて例をあげておく（**表5-4**）。

引用文献

1) クルト・シュナイダー，ゲルト・フーバー，他（解説），針間博彦（訳）：新版臨床精神病理学，p1，文光堂，2007
2) 日本臨床精神神経薬理学会専門医制度委員会（編）：臨床精神神経薬理学テキスト 改訂第3版，p27，星和書店，2014
3) 日本臨床精神神経薬理学会専門医制度委員会（編）：臨床精神神経薬理学テキスト 改訂第3版，p30，星和書店，2014
4) Seeman P, Lee T, Chau-Wong M, et al：Antipsychotic drug doses and neuroleptic/dopamine receptors. Nature, 261：717-719, 1976

5) 長嶺敬彦：予測して防ぐ抗精神病薬の「身体副作用」，医学書院，付録，2009
6) オーストラリア治療ガイドライン委員会：向精神薬治療ガイドライン（原著第4版改訂増補版），訳補2（pp 260-268），発行：NPO医薬ビジランスセンター，2004〔Reprinted from J AM Acad Child Adolesc Psychiatry, Vol31, Woodbury MM, 1163, Copyright 1992, with permission from Elsevier〕
7) 日本うつ病学会，他：日本うつ病学会治療ガイドラインⅡ．うつ病（DSM-5）/大うつ病性障害 2016. http://www.secretariat.ne.jp/jsmd/mood_disorder/img/160731.pdf

参考文献

古茶大樹：伝統的精神医学からみた診断学と精神疾患分類．臨精医，43：153-158，2014

Seeman P：Brain dopamine receptors. Pharmacol Rev, 32：229-313, 1980

Seeman P：Dopamine receptor sequences. Therapeutic levels of neuroleptics occupy D2 receptors, clozapine occupies D4. Neuropsychopharmacology, 7：261-284, 1992

Kapur S1, Zipursky RB, Remington G：Clinical and theoretical implications of 5-HT2 and D2 receptor occupancy of clozapine, risperidone, and olanzapine in schizophrenia. Am J Psychiatry, 156：286-293, 1999

日本臨床精神神経薬理学会専門医制度委員会（編）：臨床精神神経薬理学テキスト改訂第3版，星和書店，2014

仙波純一，他訳：ストール精神薬理学エセンシャルズ 神経科学的基礎と応用 第4版，メディカルサイエンスインターナショナル，2015

厚生労働省：重篤副作用疾患別対応マニュアル セロトニン症候群，2010
https://www.pmda.go.jp/files/000144659.pdf

日本うつ病学会：抗うつ薬の適正使用に関する委員会，SSRI/SNRIを中心とした抗うつ薬適正使用に関する提言，2009
http://www.secretariat.ne.jp/jsmd/koutsu/pdf/antidepressant%20.pdf

6 | 統合失調症の看護

松下　年子

《目標＆ポイント》
1) 統合失調症の病理，疫学，治療について学ぶ。
2) 各精神症状に対する看護の基礎を学ぶ。
3) 統合失調症患者への看護を学ぶ。
4) 統合失調症患者の家族への支援について学ぶ。

《キーワード》　統合失調症，精神科診断，DSM-5，陽性症状，陰性症状，修正型電気けいれん療法，行動制限

1. 統合失調症の病理と疫学

　統合失調症は慢性の進行性の精神疾患である。脳の神経細胞数が徐々に減少し，灰白質の体積が減っていくことがわかっている。原因として3要因があげられており，1つ目は，アポトーシスという「プログラム細胞死」が促進されていくこと，2つ目は，脳の肥料に相当する「神経栄養因子」，たとえばBDNF（脳由来神経栄養因子：119個のアミノ酸からなる分泌性のポリペプチド）[1]という物質が減っていること，3つ目は，成長後の哺乳類でも存在するといわれている「神経新生」が少なくなることである。これによって神経細胞が枯れるような変化を起こし，精神症状が出現してくるといわれている。

　統合失調症は16歳から30歳までの間に約9割が発症し，30歳以降の発症はまれである。罹患率はいかなる時代でも，どこの国でもおおよそ1％弱，発症要因については生物学的成因論（遺伝子）と心理社会的成因

論（発達上の問題や環境要因）の両者があったが，近年は両因の影響を受けて発症するという考え方で落ち着いている（ストレス脆弱性モデル）。いずれにせよ，脳内神経伝達物質であるドーパミン，ノルアドレナリン，セロトニンなどのモノアミンの異常が認められている。

　ここで，1章でも触れたが「ストレス脆弱性モデル」[2]について詳細を述べる。これは，統合失調症患者の経過や予後を，危機理論を用いて説明したものである。本モデルでは，精神症状は危機状態に陥っているサインであり，それが放置されるとより深刻な精神的問題を招くとしている。統合失調症患者の生物学的な脆弱性として遺伝因子やドーパミン系の機能異常，自律神経系の過剰活動を，心理的脆弱性として自我機能やストレス耐性能力を仮定，またストレッサーと危機の過程に影響するものとして保護的因子（患者の対処能力，向精神薬，ソーシャルサポート）と，再発促進因子をあげている。したがって予防という観点からは薬物療法，ソーシャルサポートの強化，本人の対処能力や生活技能の強化が課題になってくる。

　精神症状の分類としてはまず，ブロイラーの基本症状「4つのA」がある[3]。ここでは，1次症状として①思考障害（連合弛緩）：disturbance of association をあげ，感覚・観念・運動などの精神機能の統合障害，滅裂思考（意識が清明であるにもかかわらず思路に連絡と統一が欠け，全体としてまとまらない状態）をその代表としている。2次症状としては，②感情障害（感情鈍麻）：affective flattering，③自閉：autism，④両価性（アンビバレンス）：ambivalence をあげている。感情障害とは，感情の平板化（感情の細やかな動きが減少し，喜怒哀楽がほとんどない状態），不適切な感情を指し，「自閉」は自分だけの観念の世界に生きること，生活上閉じこもっているのとは異なり自分の思考が周囲の人と交流できない状態を指す。両価性は，同一の対象に対して相反する心的傾向，感情，

態度が同時に存在する精神状態をいう。

　ちなみにブロイラーが副次症状として指定したのは，幻覚，妄想，緊張病性症状などである。幻覚とは，幻聴，幻視，幻触，幻嗅，幻味などをいい，「対象なき知覚」といわれる。一方，妄想は，自己に結びついた不合理な，訂正不能な確信であり，「妄想知覚（知覚したものに対して誤った意味づけをする）」「妄想着想（突然誤ったことを思いつく）」「妄想気分（不気味な外界の変容を感じる，「世界没落体験」につながることがある）」の３種類がある。またテーマによって被害妄想（関係妄想・注察妄想・被毒妄想・追跡妄想，嫉妬妄想），微小妄想（貧困妄想・罪業妄想・心気妄想），誇大妄想（血統妄想・発明妄想）と命名されている。

　次に，シュナイダー[4]による区分であるが，１級症状（診断基準となる症状）として以下の９症状をあげている。

① 思考化声：自分の考えていることが声になって聞こえる幻聴。

② 対話性幻聴：本人以外の２人の人が対話している声が聞こえてくる幻聴。本人と幻聴との対話ではない。

③ 自分の行為に口を出してくる幻聴：「～○○してはいけない」「次は○○だ」。

④ 身体への被影響体験：身体の感覚を異常な体験としてとらえ，他人から「～○○されている」と感じる。

⑤ 思考奪取（思考途絶）：自分の考えが抜きとられてなくなる感覚で，自我障害の１つ（自我境界がなくなる）。

⑥ 思考吹入：思考の被影響体験で，考えが外から吹き込まれる感覚。幻聴ではなく自我障害の１つ。

⑦ 思考伝播：自分の考えが筒抜けになって周囲の人に知れ渡ってしまうという感覚で，自我障害の１つ。

⑧ 妄想知覚：突然着想してくるのではなく，知覚されたものに異常な

意味をつける。

⑨ 作為体験（させられ体験）：感情，欲動，意思などが他人や外部の力によって動かされ，操られているという感覚で，自我障害の1つ。

さらに，2級症状（診断上，1級症状ほどは重視しない症状）として，その他の幻覚・錯覚，妄想着想，困惑症，抑うつ性と爽快気分（上機嫌）性気分変調，感情の貧困化などがあげられている。ほかにも，統合失調症の症状として，緊張病症候群の精神運動（性）興奮*，不安・恐怖・運動爆発・衝動行為，（緊張病性）昏迷（無言，無動）*，拒絶症，強硬症（カタレプシー）*，命令自動症*，常同症*，反響言語*，病識欠如がある。

次に，クロウの2症候群[7]があり，1つの症候群が，「本来はないものが存在する」という陽性症状（Ⅰ型），もう1つが「本来はあるはずのものがない」という症状，陰性症状（Ⅱ型）である。前者は，妄想・幻覚・緊張病症候群・滅裂思考などが該当し，後者は，感情鈍麻・感情の平板化・表情の変化の減少・思考貧困・意欲や発動性の低下・快感消失・非社交性・関心の低下・注意障害などが該当する。陽性症状は比較的薬物療法が奏功しやすく可逆的，陰性症状は陽性症状と比較して奏功しづらく非可逆的（固定的）である。ただし近年は，陽性症状はもとより陰性

---

*「精神運動（性）興奮」とは，イライラして怒りやすく亢進した不快感情が表情や行動などの運動面に表現されたものをいい，緊張病症候群の精神運動（性）興奮を「緊張病性興奮」という。「緊張病性興奮」では，意志による統制を欠き，欲動が病的に亢進した状態で，著しい精神運動（性）興奮が見られる。また「緊張病性昏迷」とは，自発行動が停止して質問にも答えず，命令にも従わないが，周囲の状況は認識している状態である。「強硬症（カタレプシー）」とは，意志発動の低下と被暗示性の亢進のために他から与えられた肢位や姿勢をとり続ける症状である。「命令自動症」とは，外界からの指示にそのまま従う症状であり，「常同症」とは，状況に対応して必要な行動をとる意志発動性が障害され，同じ行動を繰り返す症状である。「反響言語」とは，意志発動性の低下のため，相手の言動をおうむ返しに繰り返すことをいう[5),6)]。

症状の改善を目指した抗精神病薬の開発が進んでいる。

　次に病型分類であるが，① 破瓜型，② 緊張型，③ 妄想型の３つに大きく分けられる。破瓜型は思春期（17〜20 歳）に発症し，当初は意欲低下，感情鈍麻，自閉，体系化されない妄想，断片的幻聴などが前景となる。慢性的な経過をたどり，薬物療法が適応しないと欠陥状態，荒廃状態に至ることもあった。欠陥状態とは，不可逆的な機能喪失をいい，知能面の機能であれば精神遅滞と認知症が該当する。荒廃状態は，周囲との交流をなくしあらゆることに無関心，無感情となり無為な生活を送っている状態，人間的な感情や行動を全く示さない状態を指す。なお，現在の精神医療において，欠陥状態や荒廃状態に至るケースはほとんどない。

　次に緊張型は，青年期（20〜25 歳）の発症が多く，当初の症状としては精神運動（性）興奮（不安，恐怖，運動爆発，衝動行為），緊張病性昏迷（無動，無言，拒絶症，強硬症，命令自動症，常同症，反響言語）が多い。発症後比較的短期間で急性症状は終結するが（エピソード），再発しやすい。最後に妄想型は，成人期（30〜35 歳）の発症が多く，症状としては体系化された妄想，被害妄想がほとんどで，感情や意欲面の障害は少ない。慢性化するが欠陥状態は少ない。

　いずれの類型も発病期，急性期，回復期という経過をたどるが，発病期はさらに前駆期と急性期に分けられ，前駆期では，漠然とした不安や外界への神経過敏などの神経過敏状態を呈する。急性期に進むと，場合によっては全く眠れない状態が２〜３日続き，その後雪崩のように急性精神病状態（妄想・幻覚・精神運動（性）興奮/錯乱・緊張病症状などの明確な症状）に陥る。回復期に入ると，深い脱力感と打ちのめされた感情をもち，傷つきやすい状態となる。適切な薬物療法などの治療がなされれば，リハビリテーションを経て社会復帰に至る。薬物療法が今ほど有効ではなかった時代は，数十年単位の精神科病院の入院生活を経て，無

為・自閉や荒廃状態に至るケースがあった。いかに早期の段階で適切な薬物療法をスタートできるか，発症から治療スタートまでの期間をいかに短縮できるかが肝要であり，それによって予後が決まるといっても過言ではない。

2. 統合失調症の治療

　統合失調症の治療の3本柱は薬物療法，精神療法，リハビリテーションである。1950年代に抗精神病薬が発見されて以降，薬物療法の恩恵を受けて統合失調症患者の回復率，地域で生活できる人の割合は大いに高まった。現在は，精神科病院の入院患者は急性期患者のみとし，急性期を脱した人はできるだけ早い段階で地域に戻すという方向で動いている。

　なお，精神科薬理学の発展が招いた精神科薬物療法の有効性であるが，その有効性も内服が継続されなければ意味がない。薬物療法に関する心理教育を組み入れて，いかに患者が主体的に服薬することを決断し，自分の意思でそれを継続できるよう支援するかが勝負といえる。また近年は，薬物血中濃度の日内変動をいかに少なくするかという観点から，1回の注射で2〜4週間，抗精神病薬の血中濃度を維持することができる持効性注射剤（LAI：Long Acting Injection）の優位性が着眼されるようになり，デポ剤の種類も増えてきている。なお，処方されたとおりに内服してもなかなか症状が改善しないケースには，定期的なモニタリングを伴うクロザピンの導入，修正型電気けいれん療法（mECT：modified electroconvulsive therapy）を適応することもある。mECTは特に，急性精神病症状の陽性症状などに奏功する。

　次に，精神療法には集団精神療法と個人精神療法があるが，統合失調患者に対しては，個人面接で洞察を求めたりすることは他の疾患患者と

比較して少ない。それよりもグループや集団での作業や活動（作業療法，絵画療法や芸術療法，運動療法），SST（Social Skills Training）などの心理教育的アプローチ，プログラムを適用することが多い。集団精神療法では，患者と治療者の人間関係のほかに，患者同士の相互作用（力動）が大きく影響する。他の患者に共感する体験をもつことで，患者の精神的成長が期待できる。なお，入院中のリハビリテーションには，上記作業療法やSSTなどの心理教育的プログラムがあり，退院後のリハビリテーションの場としては，精神科デイケア・ナイトケア，作業所，就労移行支援事業所，就労継続支援事業所（A・B型）などがある。就学や就業を視野に入れた取り組みが望まれる。

3. 各精神症状に対する看護

（1）幻覚・妄想を呈する患者への看護

　幻覚とは，外界の刺激がないにもかかわらず知覚される異常体験であり，外界に実在しないものが知覚される状態をいう。一方，妄想はその内容が明らかに不合理であるにもかかわらず，本人は強固に確信しており，説得不能なものをいう。思考障害の一つで，思考内容の異常である。葛藤を抑圧するために妄想を形成するという力動的解釈もあり（妄想を通じて自分が受け入れられる文脈にする），そうであれば患者は，妄想をもって防衛しており，妄想は患者にとって必要な対処法ともいえる。そして留意したいのは，幻覚も妄想もその人にとっては事実であり，現実であるという点である。したがって，幻覚や妄想を抱えて生きるということは，われわれと共有できる現実世界と，共有できない病的な世界の2つを生きることを意味し，そのため患者の消耗は大きい。

　看護としてはまず，日常のかかわりの中で妄想や幻覚の有無，程度，変化を観察し，それが患者の知的活動や感情，意欲などの精神活動にい

かなる支障をきたしているのか，いかなる苦痛を招いているのか，さらに，患者の生活やセルフケアにどのような影響を及ぼしているのかをアセスメントする。そして，幻覚・妄想の消失のみを目標とするのではなく，それによって支障をきたしている部分を補完する，というスタンスをもつことが大切である。また，普段のかかわりとして，以下の点に留意したい。

①　患者が経験している主観的な体験（妄想・幻覚），そうした体験をしているという事実は否定せず，共感的に受け止める。ただし，幻覚や妄想の内容，真実とは異なる不合理な事象を認めたり，同意しない。

②　患者が妄想を通して何を伝えようとしているのか，どのようなSOSを送っているのか，患者にとって妄想が何を意味するのかを理解する。またそれを患者自身も了解できるように支援する。

③　妄想の内容（ストーリー）を積極的に聞き出さない。過度に聞き出すことで妄想の内容が発展し，強化されることがある。

④　患者の幻覚や妄想の内容が，現実や事実とは異なることを無理に説得しようとしない。それにより信頼関係の確立が妨げられやすい。

⑤　患者が幻覚や妄想によって振り回されているときは，短時間のコンタクトを多くもって，具体的で現実的でわかりやすい会話をする。

⑥　安心できる環境を提供する。看護師の誠実な姿勢や一貫性のある対応が大切である。

⑦　現実世界との接触を増やすために，グループ活動やプログラムへの参加を促す。患者の健康的な側面に働きかける。

⑧　患者が幻覚や妄想の出現パターンを学び，新しい対処法を獲得できるよう支援する。

⑨　前駆症状を振り返り，前駆症状が出たらどのように様子を見るの

か，救助行動をいかにとるのかなどを一緒に考える。

（2）不安を呈する患者への看護

　不安とは，自己の存在が脅かされる際に生じる情動で苦痛を伴った，漠然とした恐れの感情である。不安の対象が明示されているわけではなく，「対象なき不安」ともいわれる。強い不安は感情面のみならず思考過程や，認知機能，身体機能にも影響を及ぼし，逃避反応や戦闘反応に連動することもある。ペプロウは不安を，次のように分類している。① 軽度の不安（学習や変化への動機づけにつながる），② 中程度の不安（客観的な現実とは不釣合いな不安で，強迫行為，恐怖症，心気症などの精神症状，訴えや要求の増加，落ち着きのない行動，いわゆる問題行動としてあらわれることもある），③ 強度の不安（不快感にとらわれ，知覚野は著しく狭まっている。意味のない行動をとったり，患者自身は不安に気づかなかったり，訴えることをしない），④ パニック状態（精神運動（性）興奮を示す）[8]。

　大切なのは，さまざまな問題行動の根底には不安が存在することを念頭において対応することである。また，患者の行動は患者がその状況下でとり得る対処行動の一つと考えること，患者のみならず看護師自身の不安についてもアンテナを高くし，その過程をモニタリングすること，患者の不安に共感する姿勢を保ち，患者が不安を言語化できるように支えること，不安に対する具体的な対処法を一緒に考えることである。看護介入の手順は以下のとおりである。

　① 不安のレベルをアセスメントする。
　② 安心できる環境を提供する。適宜，患者のそばに寄り添って安全であることを保証する。
　③ リラックスできる方法を一緒に考える，指導する。

④ 感情を表出できるよう促す。

⑤ 不安の背景や過程を洞察し，不安を客観的に認識するとともに，主観的な経験を言語化できるよう支援する。

⑥ 現実的な問題があっての不安であれば，その解決法を一緒に考える。

⑦ 不安が生じたときの対処法と救助行動を一緒に検討する。

（3）攻撃性を呈する患者への看護

　攻撃性とは，他者ないし自己，その他の対象に憤怒，敵意などの感情や，攻撃的な思考や意欲をもって身体的・心理的暴力，攻撃行動，破壊行動に及ぶ状態，その内的過程をいう。対「人」であれば大きく分けて他者に向かうものと，自己に向かうものがある。攻撃性は人間が本来的にもつ特性，本能の一つであるが，その表出方法が逸脱すると問題行動や反社会的行動に至りやすい。また攻撃性をどのように表出するかは，その個人が後天的に学習してきたものである。中には，客観的には掌握しづらい攻撃性もある（抑圧された攻撃性）。

　看護アプローチとしては，以下の点を留意したい。

① 攻撃性や攻撃的な行動を示す患者を前にまず，看護師自身が己の感情を知り，コントロールする。そのうえで冷静に，穏やかに接する。看護師が不安や戸惑いを持つとそれを患者がキャッチして，不適切に反応しやすい。複数名で対応し，互いの安全を確保する。

② 自分自身（看護師）を守る。患者に対して否定的な感情を抱えているときは，患者と距離を置く，他の看護師にバトンタッチする。看護師が攻撃の対象になり得ることを知っておくこと。

③ 攻撃された患者や看護師をサポートする。

④ 患者の安全を保障する。治療的な意味で適宜，行動制限を行う。

⑤ 患者が束縛感をもたないですむよう，広い身体空間を提供する。

⑥ チームで安定した，一貫性のある対応を保持する。

⑦ 落ち着いたところで，攻撃的な行動に至った背景と攻撃行動の意味，過程について洞察を促す。

⑧ どのようにしたら攻撃以外の形で適応できたかを一緒に考える（より適切な怒りの表出方法，感情の言語化の学習）。

⑨ 作業療法やレクリエーションを利用する（攻撃性の発散）。

なお，看護師が暴力のリスクをアセスメントする方法や対処技術などを学ぶトレーニングコースとして，医療職のための包括的暴力防止プログラム，シーブイトリプルピー（Comprehensive Violence Prevention and Protection Programme：CVPPP）がある。

（4）無力感を呈する患者への看護

無力感とは，自分の力では対処できない，その力が自分にはないと感じる空しい主観的体験をいう。意欲が損なわれた状態であり，無感動，受け身的で依存的な心性や態度，脆弱な人間関係，自閉などを招きやすい。環境や経験をコントロールしようとする主体性や統制感，最低限の積極性は，人が社会の中で生きていくうえで必須なものである。それらを奪われることで患者は，否が応にも無力感に襲われていく。過去には，統合失調症患者が長期にわたり受け身的な入院生活を重ねた結果，ホスピタリズムに陥っていくという構図があった。

看護するうえでのポイントは，以下のとおりである。

① 患者が新しいことに関心をもったり，主体的に物事に取り組めるよう，また自己決定できるよう支援する。日常生活で自己決定をできる機会を多く提供する。

② 患者が自己評価を高められるように，肯定的なフィードバックを返

す。現実的で具体的なフィードバックが望ましい。

③ 肯定的な自己像をもてるように，セルフケアを促進させる。

④ 指示的になったり，逆に過保護的にならないよう注意する。

⑤ 看護師との一対一の関係の中で活動をスタートし，次第に活動範囲や対人関係を拡大していく。

⑥ SST やアサーショントレーニングを通じて，自己主張や率直的なコミュニケーション技術について学んでもらう。

⑦ 患者に働きかけ続けることが重要であり，看護師自身が無力感に陥らないようにする。

（5）自閉を呈する患者への看護

「自閉」と「ひきこもり」，似て非なる言葉があるが，「自閉」とは，外界との接触から退いて自己の内界に引きこもっている状態を意味する。一方，「ひきこもり」については，厚生労働省が「仕事や学校に行かず，かつ家族以外の人との交流をほとんどせずに，6か月以上続けて自宅にひきこもっている状態，時々は買い物などで外出することもあるという場合も『ひきこもり』に含める」と定義している。ミンコフスキー[9]は自閉について，妄想が活発な結果としての自閉と，内的に空虚で，一見現実との接触があるようで実はかかわりがないという自閉の2種を説明し，いずれも「現実との生きる接触の喪失」であると述べている。ある意味では，現実に直面しきれず，ひきこもることによって安定を求めようとする，消耗したエネルギーを回復させようとする防衛や対処行動でもある。そのような患者の無反応に看護師自身が，いかに否定的な感情をもたずに関係性を維持できるか，患者のペースに応じて，患者の変化を待つという姿勢で，決して侵入的になることなく，いかに人や外界との接触を促していくかが課題となる。

以下の点を加味して看護することが望まれる。

① 患者のセルフケア能力とコミュニケーション能力，ストレスに対する耐性をアセスメントする。

② 一定の時間をかけて，少しずつ信頼関係を構築していく。まずは一対一の関係から，短時間で頻回の接触から始める。

③ 患者が「自分は守られている」と感じることができるようになることを目指す。そのために枠組みを調整する（時間・空間・人・環境・プログラム・規則など）。

④ 患者の反応に対して肯定的なフィードバックを返し，活動の継続を支持する。

⑤ 日常生活の中で，あるいはケアの中で患者に刺激を与え，患者の生活圏が拡大化していくように環境やプログラムを整備する。

（6）強迫性を呈する患者への看護

強迫性に影響された経験には強迫観念と強迫行為があるが，前者の強迫観念や強迫思考は，不合理であるとわかっていても本人の意思に反して，1つの観念や思考にとらわれた状態をいう。いくら考えまいとしても，そのイメージや考えが頭から離れない。一方後者は，自分で不合理とわかっていても，その行為へと駆り立てられる反復的で儀式的な行為をいう。意味のない行為であり，本人にとっても不愉快であることが多いがやめられない。その結果，患者の生活に甚大な影響を及ぼすようになる。患者は強迫行為を続けることで不安を回避し，強迫観念や思考をコントロールしているともいえる。患者は完璧主義であったり，規範にとらわれる傾向が強いと指摘されている。

強迫性の根底には患者の強い不安があることを前提として，以下のアプローチを展開する。

① 強迫行為のメカニズムを理解し，患者の不安が軽減できるよう治療的な関係，環境を築く。

② 安心できる環境を用意するとともに，患者の訴えを傾聴し，共感的に，穏やかに対応する。

③ かかわり当初は，患者が強迫行為（儀式）を遂行するのを妨げない。

④ 患者の安全を守る。

⑤ 患者の強迫行為で生じる看護師自身の感情の変化にアンテナを立て，モニタリングする。

⑥ 患者自身が不合理であることを掌握しているので，それを患者に説明しても意味がない。逆に患者と看護師の関係性に悪影響を及ぼしやすい。

⑦ 現実的で具体的な話題を提供し，また活動への参加を促し，現実世界への関心を促進させる。

⑧ 強迫観念や強迫行為にとらわれる苦悩に共感しながらも，その頻度やレベル，範囲をコントロールできるよう働きかける。

4. 統合失調症患者への看護

　近年は，統合失調症の遺伝子的解明や薬理学的解明（薬物療法）が目覚ましく発展している。結果，早期から適切な治療を受ければ十分に社会復帰することが可能な時代になった。しかし実際は，患者やその家族の否認（疾患に対する偏見）から，また診断や他の疾患との鑑別の難しさから，発症と治療開始の期間が必ずしも一致せず，それが患者の予後を悪化させる。また，退院後，地域でリハビリテーションを続け日常生活を継続するには，地域住民の温かい見守り姿勢が必要不可欠であるが，状況によっては一般社会の中にある偏見がそれを妨げる。偏見は無知が招くものであるから，患者の擁護者である看護師は，まずは疾患のこと

を周りの人に知ってもらうことに貢献する必要がある。そして時に，根深い偏見で苦しんでいるのが当の患者であったり（セルフスティグマ），その家族であることも少なくないゆえに，家族を含めた当事者への心理教育的なアプローチも大切である。

　患者が最後に目指すのは就労である。いかに患者の病状と技能を加味した，本人にとって無理のない継続可能な仕事を見いだして適応してもらうか，という視点から支援したい。さらに，社会復帰して，就業して患者のペースで上手に地域生活を続けていても，何かしらのきっかけで病状が変動することもあれば再発することもある。そういう場合もやはり，いかに早期の段階で休息をとるか，治療の仕切り直しを図るかが重要である。再発を視野に入れたところのリハビリテーションないし社会復帰，という見方も大切である。徴候があればできるだけ早期に入院し，適切な治療を経てできるだけ短い入院期間で退院できることを目指す。

5. 統合失調症患者の家族への支援

　いかなる病気であっても家族の一員が罹患すると，家族はその生活に少なくない影響を受ける。それまでの家族構成員としての役割から，新しい役割を引き受けることになったり，患者の代理を務めたり，患者を支援する役割を担うことになる。しかし身体疾患と精神疾患の相違は，前述したように病気に対する偏見が社会にあることである。もちろん身体疾患でも偏見が全くないわけではない。HIVやハンセン病などの感染症をはじめ，近年は糖尿病やがんなどの生活習慣病さえもが偏見の対象になることが示されている。しかし，精神疾患，特に統合失調症に対する偏見は根深いものがあり，その要因として遺伝性が示唆されていることや反社会的行動に至ることがあること，また強制入院という形態，行動制限，精神科病院の閉鎖性などが暗いイメージをもたらしやすいこと

があると思われる。そのような偏見が，統合失調症の家族の負荷を招いている。

　家族はこれまで，「保護者」としての家族の役割（責務）を法律で求められていたことは，1章で述べた。詳細は，① 治療を受けさせる責務，② 財産上の利益を保護する責務，③ 診断が正しく行われるよう医師に協力する責務，④ 医療を受けさせるにあたって医師の指示に従う責務（ただし，患者が任意入院の場合や，外来治療を継続して受けている場合は，③ を除き保護者の責務は免除される），⑤ 患者が措置入院の場合の，退院の際の「引取り義務」である。以前は，① から⑤ に加えて，自傷他害防止監督義務が課せられていた。一方で保護者には，患者の社会復帰に関して病院や社会復帰施設，障害福祉サービス事業者に相談し，必要な援助を求めることができ，退院請求・処遇改善を請求する権利などもあった。

　さて，2014（平成26）年4月から，「精神保健福祉法（精神保健及び精神障害者福祉に関する法律）」の一部改正により，上述したような責務は撤廃されることとなった（退院請求権のみ存置）。これはこれで家族にとって大きな進歩といえようが，まだまだ残る課題は多い。なお家族にとって，保護者制度や医療保護入院の問題も大切な課題であるが，実際に多くの家族が直面する問題は，患者を受診させることの難しさである。患者の病識の有無にもよるが，精神症状で普通の意思決定ができない患者を，しかも受診や病院を拒否する患者をいかに医療機関に結びつけるかが最初のハードルとなることが多い。最後に，患者が発病して以降の家族の気持や態度の変化を**表6-1**[10]に示す。こうした段階を家族は行ったり来たりしながら，歩んでいくものと考えられる。このことを十分に理解したうえでかかわることが，家族への支援になり，それが回り回って患者本人への支援に還元される。

表 6-1　患者が発病して以降の家族の気持や態度の変化

段階	変化の内容
第1段階	患者が統合失調症に罹患したことで衝撃を受け，情緒的な混乱を体験する。患者の理解できない言動に，何が起こったのか，家族である自分がどのように接したらよいのか，何をしたらよいのかわからなくなる。これまでの患者とのつながりが絶たれ，同時に未来に描いていた希望を失って孤立した気持になることもある。気持だけではなく身体症状や抑うつ的な症状が出ることもある。
第2段階	患者が病気になる前を振り返って過去を賛美し，病気の前の「元に戻る」期待を強く抱く。罪悪感が生じて現在の状況を受け入れることが難しく，社会からひきこもろうとする。
第3段階	患者や社会との関係が損なわれた状態から脱し，関係性をとり戻そうとし始める。患者とのかかわり方や距離のとり方などを模索する。
第4段階	今の患者と歩むために新たな関係を築き，社会にかかわっていこうとする。気持は過去から未来へと向かい，患者の状態に見合った期待をもつことができるようになる。患者に対して共感的な態度を示し，ともに歩んでいくことができる。なかには，仕方がないとあきらめ，患者とは距離を置きながら歩んでいく場合もある。

田上美千佳（編著）：家族にもケア―統合失調症 はじめての入院. 精神看護出版, 2004 より改変

引用文献

1) 福田正人（編）：専門医のための精神科臨床リュミエール 2　精神疾患と脳画像, pp185-186, 中山書店, 2008

2) Zubin J, Spring B：Vulnerability—a new view of schizophrenia. J Abnorm Psychol, 86：103-126, 1977

3) オイゲン・ブロイラー, マンフレッド・ブロイラー（校訂）, 切替辰哉（訳）：精神医学総論（精神医学書Ⅰ）, 中央洋書出版部, 1988

4) クルト・シュナイダー, 針間博彦（訳）：新版臨床精神病理学, 文光堂, 2007

5) 野村総一郎, 他編：標準精神医学, 第6版, pp 63-64, 医学書院, 2015

6) 武井麻子, 他：〈系統看護学講座 専門分野Ⅱ〉　精神看護学 1　精神看護の基礎, 第5版, pp 156-157, 医学書院, 2017

7) Crow TJ：Positive and negative schizophrenic symptoms and the role of dopamine. Br J Psychiatry, 137：383-386, 1980

8) アニタ W. オトゥール，他（編），池田明子，他（訳）：ペプロウ看護論―看護実践における対人関係理論，pp 239-252，医学書院，1996

9) ユージン・ミンコフスキー，村上仁（訳）：精神分裂病，改版，みすず書房，1988

10) 田上美千佳（編著）：家族にもケア―統合失調症 はじめての入院，精神看護出版，2004

7 | うつ病・双極性障害の看護

松下　年子

《目標＆ポイント》
1）うつ病・双極性障害の病理，疫学，治療について学ぶ。
2）各精神症状に対する看護の基礎を学ぶ。
3）うつ病・双極性障害患者への看護を学ぶ。
4）うつ病・双極性障害患者の家族への支援について学ぶ。
《キーワード》　うつ病・双極性障害，抗うつ薬，修正型電気けいれん療法，社会復帰，自殺，自殺念慮

1. うつ病・双極性障害の病理と疫学

　うつ病・双極性障害は DSM-5[1] によると，うつ病イコール大うつ病性障害や，持続性抑うつ障害イコール気分変調症などの「抑うつ障害群」と，双極Ⅰ型障害，双極Ⅱ型障害，気分循環性障害などの「双極性障害および関連障害群」の2つに大きく分けられる。これらはおおよそ，抑うつエピソード，躁病エピソード，軽躁病エピソードなどの出現パターンによって診断される。なお，DSM-5 ではこのように別のカテゴリでまとめられているうつ病と双極性障害であるが，それまでの DSM-Ⅳ-TR[2] や ICD-10（世界保健機関による「国際疾病分類」）では，両者は1つにくくられて気分障害ないし，感情障害と命名されている。ここでは DSM-5 に則って説明する。うつ病イコール大うつ病性障害は，抑うつエピソードのみが繰り返されるパターンで（躁病エピソードのみが繰り返されるパターンはまれ），双極性障害は中等度以上の躁病相（躁病エピ

ソード）と抑うつエピソードが繰り返される双極Ⅰ型障害（躁がメイン），軽躁病エピソードと抑うつエピソードが繰り返される双極Ⅱ型障害（うつがメイン）に分けられる。双極性障害において注意しなければならないのは，エピソードが必ずしも，躁，うつ，躁，うつの順番で生じるとは限らないことである。

抑うつ病エピソードの診断基準を**表7-1**[1]に，躁病エピソードの基準

表7-1　抑うつエピソードの診断基準

A．以下の症状のうち5つ（またはそれ以上）が同じ2週間の間に存在し，病前の機能からの変化を起している。これらの症状のうち少なくとも1つは，(1)抑うつ気分，または(2)興味または喜びの喪失である。
  (1) その人自身の言葉（例：悲しみ，空虚感，または絶望感を感じる）か，他者の観察（例：涙を流しているように見える）によって示される，ほとんど1日中，ほとんど毎日の抑うつ気分（注：子どもや青年では易怒的な気分もありうる）
  (2) ほとんど1日中，ほとんど毎日の，すべて，またはほとんどすべての活動における興味または喜びの著しい減退（その人の説明，または他者の観察によって示される）
  (3) 食事療法をしていないのに，有意の体重減少，または体重増加（例：1カ月で体重の5%以上の変化），またはほとんど毎日の食欲の減退または増加（注：子どもの場合，期待される体重増加がみられないことも考慮せよ）
  (4) ほとんど毎日の不眠または過眠
  (5) ほとんど毎日の精神運動焦燥または制止（他者によって観察可能で，ただ単に落ち着きがないとか，のろくなったという主観的感覚ではないもの）
  (6) ほとんど毎日の疲労感，または気力の減退
  (7) ほとんど毎日の無価値感，または過剰であるか不適切な罪責感（妄想的であることもある。単に自分をとがめること，または病気になったことに対する罪悪感ではない）
  (8) 思考力や集中力の減退，または決断困難がほとんど毎日認められる（その人自身の言葉による，または他者によって観察される）。
  (9) 死についての反復思考（死の恐怖だけではない）。特別な計画はないが反復的な自殺念慮，自殺企図，または自殺するためのはっきりとした計画
B．その症状は，臨床的に意味のある苦痛，または社会的，職業的，または他の重要な領域における機能の障害を引き起こしている。
C．そのエピソードは物質の生理学的作用，または他の医学的疾患によるものではない。

American Psychiatric Association 著, 日本精神神経学会（日本語版用語監修）, 高橋三郎, 大野　裕（監訳）：DSM-5　精神疾患の診断・統計マニュアル, pp125-126, 医学書院, 2014

表7-2　躁病エピソードの診断基準

A．気分が異常かつ持続的に高揚し，開放的または易怒的となる。加えて，異常にかつ持続的に亢進した目標指向性の活動または活力がある。このような普段とは異なる期間が，少なくとも1週間，ほぼ毎日，1日の大半において持続する（入院治療が必要な場合はいかなる期間でもよい）。

B．気分が障害され，活動または活力が亢進した期間中，以下の症状のうち3つ（またはそれ以上）（気分が易怒性のみの場合は4つ）が有意の差をもつほどに示され，普段の行動とは明らかに異なった変化を象徴している。
　(1)　自尊心の肥大，または誇大
　(2)　睡眠欲求の減少（例：3時間眠っただけで十分な休息がとれたと感じる）
　(3)　普段より多弁であるか，しゃべり続けようとする切迫感
　(4)　観念奔逸，またはいくつもの考えがせめぎ合っているといった主観的な体験
　(5)　注意散漫（すなわち，注意があまりにも容易に，重要でないまたは関係のない外的刺激によって他に転じる）が報告される，または観察される。
　(6)　目標指向性の活動（社会的，職場または学校内，性的のいずれか）の増加，または精神運動焦燥（すなわち，無意味な非目標指向性の活動）
　(7)　困った結果につながる可能性が高い活動に熱中すること（例：制御のきかない買いあさり，性的無分別，またはばかげた事業への投資などに専念すること）

C．この気分の障害は，社会的または職業的機能に著しい障害を引き起こしている，あるいは自分自身または他人に害を及ぼすことを防ぐため入院が必要であるほど重篤である，または精神病性の特徴を伴う。

D．本エピソードは，物質（例：乱用薬物，医薬品，または他の治療）の生理学的作用，または他の医学的疾患によるものではない。

American Psychiatric Association 著，日本精神神経学会（日本語版用語監修），高橋三郎，大野　裕（監訳）：DSM-5　精神疾患の診断・統計マニュアル，p124，医学書院，2014

を**表7-2**[1]に示した。躁病エピソードと軽躁病エピソードの相違は，軽躁病エピソードは，第1に期間が短く，「少なくとも4日間続く」ことが要件であること（躁病エピソードでは「少なくとも1週間以上続く」ことが要件），第2にエピソードが社会的・職業的機能障害を起こすほど，または入院を必要とするほど重篤ではないことである。持続性抑うつ障害イコール気分変調症は，過去に抑うつ神経症といわれていたもので，慢

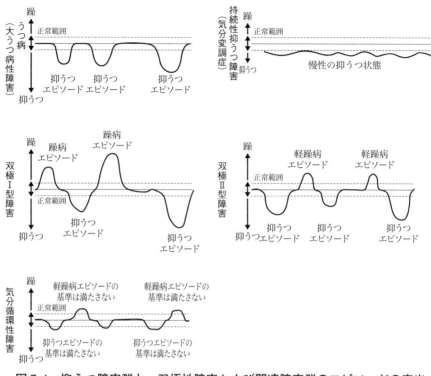

図 7-1　抑うつ障害群と，双極性障害および関連障害群のエピソードの表出パターン（例）

性の抑うつ症状が 2 年以上続き，「常に気分が晴れない」といった状況を呈する。一方，気分循環性障害は，抑うつ病エピソードには至らない抑うつ症状を呈する期間と，軽躁病エピソードには至らない軽躁状態の期間が少なくとも 2 年以上にわたって散在している状態をいう。これらすべてのパターンをイメージしやすいように図式化したのが図 7-1 である。なお，DSM-5 の「心的外傷後ストレス障害」にカテゴリ化されている適応障害では，第三者が納得のいくようなそれなりの出来事（要因）

があり，それに対して反応性のうつ症状など，情緒面または行動面の症状が出現する。もし同症状が6か月以上続いたら，適応の診断からは外れることになる（「うつ病」など他の診断名に移行）。

　次に，病気の疫学，成因と，どのように発症するかである。地域標本に基づいたわが国のうつ病の生涯罹患率は男性が5〜12%，女性が10〜25%と，男性よりも女性の方が多く，世界的にも同傾向にある。発症年齢は若年層と中高年齢層の二極化傾向にあり，近年は経済的低迷という背景もあり，うつ病罹患者数は年々増加している。一方，双極性障害の生涯罹患率は双極Ⅰ型障害が0.4〜1.6%，双極Ⅱ型障害が0.5%であり，男女差に関する報告はさまざまである。双極性障害の平均発症年齢は調査によって異なり，17〜29歳の範囲に分布している[3]。特に双極Ⅰ型障害は，うつ病や双極Ⅱ型障害と比較して遺伝的影響が大きいという指摘もある。それ以外の成因としては従来，神経伝達物質であるセロトニンの関与が指摘されており（セロトニンの低下），ほかにノルアドレナリンの欠乏状態などがある。

　なお，双極性障害（躁うつ病）になりやすい性格についてはクレッチマーの循環気質，うつ病についてはテレンバッハのメランコリー親和型性格，下田光造の執着気質が有名である。いずれにせよ真面目で几帳面，仕事熱心，凝り性で完全癖の持ち主がうつ病になりやすいことを示している。しかし近年は，必ずしもそのようなうつ病イメージに合致しない，これまでとは異なるタイプのうつ病患者が出現してきており，「新型うつ病」としてメディアにもとり上げられるようになった。現代人の気質を背景としたうつ病といえるのかもしれないが，生活全面において意欲や関心が失せるのではなく，自分が好きなことに関しては積極的に動けるという特徴を示す。

　次に発症の経緯について述べる。うつ病の場合は，生命感情が消耗し

て抑うつ感，興味や関心の低下，集中力の低下，不眠，熟睡感が得られ
ないなどの睡眠障害があり，身体症状としては食欲の低下（時に増加）
がもたらされ，易疲労感，体力低下，活動性の低下が出現する。さらに，
焦燥感や罪責感などの精神症状，便秘や身体各部の痛み，頭重感，胸部
圧迫感，口渇など，多彩な身体症状が出現し，心気症的な訴えが認めら
れたりして（微小妄想），次第に現実検討力が失われていく。一方，双極
性障害の場合は，最初は気分そう快で機嫌がよい程度だったのが，次第
に疲れを知らずに動くようになり，健康感，エネルギーが満ち溢れてく
る。精神的活動および身体的活動が亢進するとともに，気分の高揚で自
分の行動をコントロールできなくなり，まさに車のアクセルをふかす一
方でブレーキを踏めない状態となってしまう。次第に身体面にも支障を
きたし，睡眠障害（早朝覚醒）や過活動，摂食問題などによる身体衰弱
を呈するようになる。

　最後に再発について述べる。うつ病の再発率は高く，回復後1年以内
のそれが約50％であり，3回の抑うつエピソードを経験した症例におい
ては90％の確率で4回目の抑うつエピソードが起こる。一方，双極性障
害の予後については，双極I型障害患者の20～30％がエピソード間にも
気分の不安定などを示し続け，60％が間欠期にそのような気分症状を呈
さなくとも，慢性の対人的または社会的な障害を経験する。双極II型障
害においても，約15％が気分変調や対人的または社会的な障害を経験す
るという[3]。したがって，症状が消失しても一定期間は少量の服薬を継
続する必要がある。

2. うつ病・双極性障害の治療

　治療は抗うつ薬，気分調整薬，抗躁薬，抗不安薬を中心とした薬物療
法（詳細は5章に記載）と，精神療法（個人精神療法，集団精神療法）

が中心で，ほかに原則として「十分な休養をとること」である。また，抗うつ薬や気分調整薬では改善が認められない難治性うつ病に対しては，修正型電気けいれん療法（mECT：modified electroconvulsive therapy）が適応される。奏功するもののその後，スムーズに薬物療法に移行しないと元の状態に戻りやすい。修正型電気けいれん療法は，全身麻酔下で頭皮から電流を流す。有効性は確認されており，副作用も少ない治療法の一つである。ほかにも，うつ病・双極性障害患者に限定したものではないが，アロマセラピーやリラクセーション，音楽療法などがある。なお，認知療法と認知行動療法の相違は，後者は前者に行動療法的な手続きを強化したものであり，実際には同じ内容と考えて支障ない。認知療法・認知行動療法とリラクセーションの詳細は，以下のとおりである。

■認知療法・認知行動療法

アーロン・ベック[4]によって提唱されたうつ病に対する精神療法で，ベースとなる考え方は，外的な出来事や事象がダイレクトに人の感情や身体的反応，言動を引き起こすのではなく，そうした事象をどのように認知するかによってその後の反応（感情や身体的反応や言動）が異なってくるというものである（「認知」の役割の重視）。特に「自動思考」といって，ストレスフルなことや気持が動揺したときに自動的に頭に浮かんでくる考えのパターンが，その人の気分と行動を規定し，また否定的な自動思考や認知の結果が招いた否定的な感情，行動が，さらに否定的な認知パターンを促進させるという悪循環があることを指摘する。したがってアウトカムに相当する感情や行動を変えるには，その人の歪んだ認知の仕方を修正する必要があるとし，柔軟で適応的な思考方法の構築を目指す。具体的には，たとえば自動思考に着眼し，それがどの程度現実と食い違っているかを見極め，柔軟で適応的な思考方法を習得してい

く。そのために，面接場面で話し合ったことを現実場面で実際にやってみるという具体的な作業をホームワーク（宿題）で行う。日常生活のなかで実行できることを重視する。

■リラクセーション

交感神経が慢性的に緊張している状態に対して，意識的に副交感神経を優位にするように自己コントロールする方法である。リラクセーションを活用することにより，ストレスを解消したりストレス耐性を高めることができる[5]。

最後に，うつ状態を起こしやすい薬剤と疾患について述べる。薬剤では，インターフェロン，降圧薬（レセルピン，β遮断薬，メチルドパ，クロニジンなど），副腎皮質ホルモン，経口避妊薬，潰瘍治療薬（シメチジン，ラニチジンなど），抗パーキンソン病薬（レボドパ，ブロモクリプチンなど），抗悪性腫瘍薬（ビンクリスチン，ビンブラスチンなど），抗結核薬（サイクロセリン，イソニアジド，エチオナミドなど），抗精神病薬（フルフェナジン，ハロペリドールなど），鎮痛薬（ペンタゾシン，インドメタシン，イブプロフェン，アスピリンなど）があげられている。またうつ症状を呈しやすい疾患としては，内分泌疾患の甲状腺機能低下症やクッシング症候群，アジソン病，更年期障害や月経前症候群，マタニティブルーズ，全身性エリテマトーデス（SLE），パーキンソン病，認知症，エイズなどがあり，躁状態を呈しやすい疾患としては甲状腺機能亢進症が有名である。

3. 各精神症状に対する看護

（1）抑うつ症状を呈する患者への看護

患者はいつまでこの苦しさが続くのか，先の見通しがない中でますます抑うつ感を増悪させていく。したがって，必ずよくなること（いつま

でもこの苦しみが続くわけではないこと）を保証する。つまり，先の見通しを伝えることが望ましい。その中には，いつ頃になったら楽になるかということ，抗うつ薬の効果が出て楽になる前に副作用が出現するかもしれないということ，病状は一進一退を呈しやすいことなども含む。とにかく，単なる怠けではなく病気であること，十分な休養が必要であることを説明し，希死念慮がある患者には，自傷や自殺をしないことを約束してもらう。うつ病患者の多くは真面目で律儀な人が多いので，約束を守ってくれる。またそういった性格のため，理想や完璧を目指して，あるいは他者に迷惑をかけたくないという一心で，抑うつ状態に陥るまでに頑張ってしまう人が多いので，「頑張ってください」という声かけ，メッセージは禁句である。安心できる環境を用意して「ゆっくり休んでください」というメッセージを送ることが大切である。重大な決断は先に延ばすことも留意したい。

　また，入院患者の場合は，抑うつ症状のためにセルフケアが十分でないことも多いので，その場合は，セルフケアや日常生活に向けた支援が求められる。ただしその場合も，自分のペースでよいことを伝え，決断を迫ったりすぐに返事を求めたりはしないことである。周りの人に対する配慮や遠慮から，元気であるかのように振る舞う可能性もあるので，必要に応じて面会制限を設ける（他者と面会すること自体が負担になってしまう）。抗うつ薬服用中は副作用の出現にも注意を要する。

　具体的な看護アプローチは，以下のとおりである。

① 最初の時点で「必ずよくなる」ことを保証する。

② 薬物療法の内容やメカニズムについて，効果が出てくる時期や副作用について説明する。患者の状況をみながら適度な情報量をタイミングよく提供する。たとえば重篤な抑うつ症状を呈しているときに，細かい内容を説明しても消化しきれない。状況によっては副作

用のことを伝えることで，抑うつ感を増強させてしまうこともある。

③ 心身の休養を促すとともに，十分な睡眠を確保してもらう。低栄養状態に留意する。そのための支援や環境調整をする。

④ 食事，清潔，その他日常生活における支援を行う。セルフケア促進の観点も配慮する。

⑤ 心気的な訴えに留意する。抑うつ症状である場合もあれば，抗うつ薬の副作用である場合もある。

⑥ 微小妄想（貧困妄想や罪業妄想など）による苦悩に配慮する。患者のペースに合わせたコミュニケーションをとって共感的に，一方で認知行動療法的に（歪んだ認知に自ら気づけるように）アプローチする。

⑦ 面会者や病棟での対人関係で疲れないように配慮する。

⑧ 自殺念慮や自殺企図の有無に留意するとともに，もしそのような気持になったらその旨を伝えてほしいと言う。

（2）自殺念慮をもつ患者への看護

自殺念慮を抱えた結果として，自傷行為や自殺行為を図る患者は少なくない。これらの破壊行動は攻撃性が自己に向かったものとしてとらえられるが，一方で，迷いながら，罪悪感を抱えながら苦悩から解放されたくてとった回避行動，SOS としてとらえることもできる。

看護師は職業倫理の観点からも，常に人命を救うことを念頭に動いており，死に向かおうとする人に対して疑惑や不信，拒否感を抱えやすい。したがって，そういう己の気持に対する洞察を深めておく必要がある。看護師それぞれが病気ゆえに死に向かおうとする人に対峙することが，何を意味するのかをしっかりと考え，死を希求する人が実は迷いももっ

ていること，他者に「死にたい」と伝えてくるときは，そこに「生きたい」というメッセージも込められていることを知っておきたい。そして死に向かうほどに自己不信に至っている患者が自尊心を高め，自分の存在価値を見いだしていけるように支援することが求められる。

　具体的なアプローチは，以下のとおりである。

① 患者から自殺をほのめかされた場合は，本人の思いを傾聴し，自殺をとどまるように働きかける（約束してもらう）。ただしこの際，説教をしたり，安易に励ましたりはしないこと。

② 危険物あるいは危物になるようなもの（刃物や紐など）は一切，患者の周りに置かないなど，安全な環境を用意する。

③ 患者の安全を守るために行動制限を行うときは，患者の人権を守ることとのバランスを考慮する。

④ 否定的な感情（怒りや罪悪感，絶望感，孤立感）を表出できるように支援する。

⑤ 危機状況からとりあえず脱出したときに，患者と共に自殺念慮や自殺企図が生じた過程を振りかえる。

⑥ ネガティブな感情のコントロール方法，現実的で適切な問題解決法，SOS の出し方を習得できるように支援する。

⑦ ほどほどの自尊心を基盤とした，安定した自己像を育めるように達成体験や成功体験を積めるような機会，環境を調整する。

なお入院患者の場合，自殺未遂や既遂を起こしやすいのは，入院時，また薬物療法の効果が出現して回復に向かい始めた頃，具体的には入院して間もなくと，エネルギーを若干取り戻してきた頃と，退院を目標として動き始めた頃とされている。自殺企図の直前に「清々しい落ち着き」[6]がみられることもある。それまでの抑うつ症状や訴えがまるでなかったかのように穏やかな表情となって，看護師は回復したと勘違いし

やすい。しかし，こういう状況が最も危なく，患者は死ぬことについてさんざん逡巡し，その結果の決断の後の落ち着きである場合が多い。

（3）躁症状を呈する患者への看護

躁症状には意欲・行為障害（多弁多動，じっとしていられずに動きまわるが作業にまとまりがない，飲酒・異性・乱買問題，社会的逸脱行為），思考障害（観念奔逸，話題が次々と移動して何を話しているのかわからなくなる，注意や関心が次から次へと変わってしまい一つのことに注意を集中することができない，誇大妄想的な傾向），セルフケアの障害（睡眠，摂食，排泄，衛生，安全）がある。したがって，まずは活動性を一定レベルに保つために刺激を抑制し，時空間の枠組みを提供する。一方で，適切な形でエネルギーを発散できるようにする。非現実的な言動に対しては，理由を説明して一貫した態度で対応する。滞りなく服薬されているのを確認するとともに，副作用の早期発見に努め，安全と消耗回避を念頭において日常生活の支援を行う。

そのほか，具体的な留意点を以下に列挙した。

① コミュニケーション時は，1つずつ話すことを促し，話題が飛んでいることや逸脱していることを随時，タイミングよく伝える。

② 不合理な興奮や不満に対しては，手短でわかりやすい説明と，きっぱりとした態度で対応する。

③ 他者に対する暴言や命令，一方的なものの言い方や干渉的な言動により対人関係上の支障を起こしやすいので，それを本人に注意するとともに調整を行う。

④ 患者が家族に対してさまざまな要求を過度に強いるようなことがある場合は，家族に協力を求める。また面会を制限して刺激を少なくする。

⑤ 患者が自ら気分の変動に気づけるように，心理教育的なアプローチを行う（気分パターンの確認）。

⑥ 服薬指導・管理と副作用のチェックを行う。炭酸リチウムを内服している間は血清リチウム濃度を測定してモニタリングする。

⑦ 安全な環境を整備するとともに，消耗を防いで休養を促す。

⑧ 金銭管理を支援する（モニタリングする，浪費を制限する）。

4. うつ病・双極性障害患者への看護

　現代は情報過多の中で自己決定し，時に承認欲求を満たすために他者と競合しなければならないストレスフルな社会である。さまざまな社会情勢，動向がうつ病・双極性障害の増加に関与している。核家族化，少子超高齢化に伴って家族システムは脆弱化し，コミュニティの中での絆の希薄性が指摘されて久しい。このような中であたり前のように，普通に生活している人のほうがひょっとしたら過剰適応しているという見方ができなくもない。うつ病患者はある意味で，そうした社会病理を先取りして警鐘を鳴らしている人としてとらえることも可能である。であれば，そこからの回復はサバイバル以外の何物でもなく，そうした見方をもって患者が病気の体験を人生の資源としていけるようにサポートしていくことが求められる。

　まずは身体症状や精神症状に対する看護，薬物療法に関連した看護（副作用に対する看護），リスクマネジメント，日々の生活行動における支援，新たな思考様式や生活様式の構築に向けた支援，退院後あるいは社会復帰後の環境調整に向けた支援がある。リスクマネジメントは自殺未遂や既遂を意識したものであるが，ほかにも自傷行為や破壊的行動も含まれる。さらに，前述したようにうつ病・双極性障害は再発しやすい。したがって，再発を防止するためには患者が自分自身の日々の気分や感情を

モニタリングするとともに，己の自動思考や認知の仕方を洞察してコントロールしていく姿勢が求められる。ある意味では上手に自分の気分，感情と付き合っていくスキルの修得である。そのようなスキルや習慣を定着させるには，その過程を看護師が一緒に見守っていくことが大切である。薬物療法がいかにマッチしても，その後の患者の日々の生活の中で感情調整ができないと，ちょっとした出来事をきっかけに再発する可能性がある。また，そもそも環境要因が大きくて発症したような場合は，環境そのものを修正しないと再発する可能性は限りなく高い。患者が就業者で，仕事上のストレス（過剰業務や過剰な責任，人間関係など）をきっかけとして発症したのであれば，職場の協力を依頼するなどの調整は必須である。最近はメンタルの不調で休職したスタッフに対する職場の復職プログラムが完備されてきたので，そちらとの連携も考慮したい。

5. うつ病・双極性障害患者の家族への支援

　うつ病・双極性障害患者の家族は，患者の長期にわたって一進一退する病状に対して忍耐強く「待つ」ことが求められる。また，それまでできていたことができなくなった患者に対して，または，一見何ともないように見えるのに役割や機能を果たせない患者に対して，「なぜ？」「やる気の問題ではないか？」「怠けているのではないか？」という不信を抱えて悩むことになる。理屈ではわかっていても，家庭という近い距離の中で互いに葛藤を抱えることになる。双極性障害患者の場合は，患者が躁病相のときにうつ病相のとき以上に緊張する（患者が何をしてしまうかと心配になる）と発言する家族が多い。それだけ家族は患者の病に巻き込まれていく。しかしその分，もし家族が正しい知識と患者とのかかわり方を習得できていれば，患者にとって最も強靱なサポーターになり得る。大切なのは，家族を，患者を支援するうえでのパートナーととら

える一方で，家族自身が支援の対象であるという視点を持ち続けることである。家族が孤立化しないよう，継続的に支援していく必要がある。

なおうつ病に関しては，家族に対する以下の伝達が必須である[7]。

① うつ病は病気であり，怠けているわけではない。

② きちんと治療をすれば必ず治る病気である。

③ 休養が大事だが，必ずしも仕事を全面的に休む必要はない。しかし，休みの日や帰宅後の時間は十分休養がとれるように配慮する。

④ 周りで励ましたり，本人の気分が乗らないのに気分転換に外に連れ出したりしない。

⑤ 治る過程では症状が行きつ戻りつすることがある。

⑥ 薬はすぐには効かない。1〜2週間かけて徐々に効果が現れるので，それまでにやめない。

⑦ 自殺の可能性は軽症では低いが，あり得ないわけではないので，注意が必要。

引用文献

1) American Psychiatric Association, 日本精神神経学会（日本語版用語監修）, 髙橋三郎, 他（監訳）：DSM-5　精神疾患の診断・統計マニュアル, 医学書院, 2014

2) American Psychiatric Association：Diagnostic and Statistical Manual of Mental Disorders, 4th Edition, Text Revision（DSM-Ⅳ-TR）, American Psychiatric Pub, 2000

3) 上島国利, 他（編）：気分障害, 医学書院, 2008

4) アーロン・ベック, 大野　裕（訳）：認知療法—精神療法の新しい発展, 岩崎学術出版社, 1990

5) 日本専門看護師協議会（監）宇佐美しおり, 他（編）：リラクセーション・精神看護スペシャリストに必要な理論と技法, pp 131-138, 日本看護協会出版, 2009

6) 坂田三允：症状別にみる精神科の看護ケア, 中央法規, 2007

7）樋口輝彦：軽症うつ病．総合臨床，51（5）：896-901，2002

8 | 不安障害，パーソナリティ障害等の看護

森　千鶴

《目標＆ポイント》
1）不安障害のある人のアセスメント，治療と看護について学ぶ。
2）適応障害のある人のアセスメント，治療と看護について学ぶ。
3）心身症をもつ人のアセスメント，治療と看護について学ぶ。
4）パーソナリティ障害のある人のアセスメント，治療と看護について学ぶ。
《キーワード》　不安障害，適応障害，心身症，パーソナリティ障害

1. 不安障害のある人の理解と看護

（1）不安障害のある人のアセスメント

　不安は特定の対象をもたない漠然とした恐怖の感情であり，日常的にも認められるが，原因に比べた反応の強さや持続時間が不釣り合いに長い病的不安もある。精神障害の診断とマニュアル（Diagnostic and Statistical Manual of Mental Disorders：DSM）-5[1]の不安障害群には，愛着をもっている人物からの分離に強い不安をもつ分離不安障害，他者の前で狼狽することに対する恐怖から身近な家族がいる場面では話すが，子どもやおとなが話しかけても言葉を発しない選択性緘黙，特定の虫や動物，注射針，閉所や暗所などに恐怖をもつ限局性恐怖症，他者の前で極度に緊張する社交不安障害，突然パニックになるパニック障害，公共交通機関の利用や広場にいることなどで強い恐怖や不安になる広場恐怖症，多数の出来事などに過剰な不安や極度の心配が起こる全般性不安障害，物

質の中毒か離脱あるいは治療薬物による不安に関連している物質・医薬品誘発性不安症が含まれる。

　いずれもそれほどでもないものに対して，過剰な恐怖と不安が生じ，それに伴って通常の社会生活行動ができなくなる状態をいう。不安も恐怖も脅威に対する情動反応であるが，不安の場合は将来起こるであろうことに予測しておこる反応であり，恐怖は現在のあるいは切迫しているときに起こる反応である。人はその脅威から回避しようとする行動や警戒する行動をとり，行動を制限し，生活範囲を狭くすることが多い。このような人は不安や恐怖を感じる脅威に過剰に反応し，扁桃体の活動亢進によって，中脳中心灰白質が過活動になり闘争/逃走反応が起こるとともに，筋肉が緊張し，すくみ反応（足がすくんでその場に座り込む）が起こることもある。また，視床下部から下垂体，副腎皮質系も過活動になるため糖質コルチコイドが分泌され血糖値の上昇を引き起こす[2]。扁桃体の活動亢進によって青斑核が亢進することによってノルアドレナリンの分泌が促進される。その結果，心拍数が増加し，血圧が上昇し動悸を感じる。また発汗や振戦がおこる。さらに脳幹結合腕傍核の亢進により呼吸が促迫し，過換気の状態になったり，息苦しさが起こったりすることもある。これらはストレス時の正常な反応ではあるが，多くの場合扁桃体の活動を抑制して不安感を軽減しているが，不安障害のある人は些細な刺激でも過剰な反応が起こる[2]。

（2）不安障害のある人の治療と看護
①薬物療法
　不安障害のある人に対する治療では，SSRI（選択的セロトニン再取り込み阻害薬）が第一優先で選択・投与される。SSRIはセロトニンの濃度を上昇させる働きがあり，扁桃体の活動を抑制し，不安や緊張を緩和す

る働きがある。

　薬物療法を受けている患者の看護としては，薬物が的確に服用されているか確認をすることは言うまでもないが，この薬物には即効性がないため，服用し始めてからしばらく時間がかかることを説明する。説明をしないと服用を拒否したり，「服用しても少しも良くならない」など焦燥感が出現したりすることもある。さらに薬物をまた副作用である発熱，発汗，嘔気などの症状を注意して観察をする。

②認知行動療法

　不安障害のある人は不安を引き起こすような刺激に過剰な注意を向けてしまうことで扁桃体の活動が亢進するので，些細な刺激に反応しないようにするために認知行動療法を行うことがある。認知行動療法では，否定的な解釈や結論に飛躍しやすいところ，全か無かという思考など自己のもつ認知の歪みに気づき，修正できるようにする。看護師は対象者が自分の状態や考え方の癖に気づくことができるように声をかけ，あるいは振り返る機会を設けるなどの援助を行う。

③曝露療法

　不安を引き起こすような場所や状態にあえて立ち向かい，少しずつ馴れる（馴化）取り組みである。不安の少ないことから徐々に段階を上げていくようにする。ただしこれは患者が勝手に行うのではなく，医師や臨床心理士と共に行う。看護師は対象者の思いに寄り添い，取り組みについて励ますことが必要になる。

④心身のリラクゼーション

　看護師は，対象者が安心して過ごすことができるよう不安時は付き添ったり，安心できる環境を提供したりすることで，信頼関係を構築するように努める。またパニック発作のように急激におこった不安に対して安心できるように声をかけ，腹式呼吸を促すことも有効である。また，

リラックスできるような音楽を聴くことを勧めることや，瞑想を促す。

⑤**自己暗示**

対象者が，自己暗示できるような方法（例えば，「すべてうまくいっている」などの言葉を唱える，ポーズをとるなど）を一緒に考えることも有用な援助になる。自己暗示には自分に思い込ませるという効果がある。

2. 適応障害のある人の理解と看護

（1）適応障害のある人のアセスメント

適応障害はDSM-5[3]では心的外傷およびストレス因関連障害群に属している。失恋や仕事上のトラブル，人間関係など単一の場合や複数の明確なストレスの強い出来事が，急性，あるいは持続的，反復して起こるために心的苦痛が強くなり，情動面や行動面に症状が出現する。しかしストレスがおこってから3カ月以内に発症し，ストレスがなくなってから6カ月以上続くことはない。「適応障害は日常生活の中で起こりがちな困難に対する順応反応」であるため適応障害のある人は多い[4]。

ストレスの強い出来事があった人は恐怖のために快感情の喪失，不機嫌，攻撃的な行動などを示す。脳が恐怖を感じると扁桃体の活動が亢進し，ノルアドレナリンが分泌される。さらに視床下部-交感神経-副腎皮質系が活性化しさらにノルアドレナリンが分泌され血圧上昇，発汗，戦闘態度が起こる[5]。適応障害の情動面の症状には，抑うつ気分，不安，怒り，焦りなどがあり，行動面の症状には，暴飲，暴食，飲酒などがみられる。また人間関係がストレスの場合，めまいや発汗などを伴うこともある。しかしストレスが生じない人に対しては少し楽しめることもある。

（2）適応障害のある人の治療と看護

適応障害の治療は，ストレスの除去が最も重要であるが，除去が不可

能な場合もあり，ストレスの状況に対して適応力を高めることも必要になる。

①ストレスの除去

ストレスを除去することが可能な場合，環境を調整してストレス因から離れることが重要である。入院によって環境が変化するのみでもストレス因から離れることになる。

②認知行動療法

思考することで感情を司る扁桃体の活動が弱まるため，意識的に思考する。現在感じているストレスを客観的に，また状況を再度考え直すようにする。ストレスの受け止め方のパターンを理解し，変えていくことができれば，適応力が高まる。看護師が対象者の話を聞くことで，気持を整理し，問題解決に向かえるように，一緒に問題解決に向かうようにすることが求められている。

③薬物療法

不安や不眠などに対してベンゾジアゼピン系の薬物，また抑うつ状態に対して抗うつ薬が処方される。看護師は的確に薬物を投与するとともに，服用薬物に対する薬効などを説明し，どのような状態で服薬が必要となるのかなど丁寧に説明を行うことなどが必要になる。

④リラクゼーション

リラクゼーションにより副交感神経を活性化させる瞑想や深呼吸を促す。瞑想や深呼吸によって身体がリラックスすることを説明する。特にイライラしたときに有用である。

⑤生活習慣の見直し

睡眠が不足することによって攻撃性が増すことがある。そのため生活にリズムをつけ，活動と休息のバランスをとること，飲酒を慎み，バランスのとれた食事を摂取するように心がけることも大切である。

第8章　不安障害，パーソナリティ障害等の看護 | **147**

対象者の不安を傾聴し，生活習慣を立て直すことも重要となる。

3. 心身症のある人の理解と看護

（1）心身症のある人のアセスメント

　心身症は「身体疾患のなかで，特にその発症や経過に心理社会的因子が密接に関与し，器質的ないし機能的障害が認められる病態」と日本心身医学会によって定義されている。DSM-5[6]では「身体症状症および関連症群」の中の「他の医学的疾患に影響する心理的要因」に示されている。DSM-5によると，不安や抑うつなどの心理的苦痛，対人関係の様式，対処の仕方，および症状の否認または医療上の推奨事項に対する低いアドヒアランスなど非適応的な健康行動が心理的および行動的要因として示されている。また，その心理的および行動的要因によって，医学的疾患に好ましくない影響を及ぼす。高血圧などの医学的診断がついていても，影響を及ぼす心理的，行動的要因がない場合には，心身症とは言わない。またストレスがあっても，そのストレスの受け止め方によっても異なるため，その人のストレスの受け止め方や対処行動によっても異なる。さらに同じストレスであっても，悪化する症状が異なることも多い。これはその人の体質によるところも多い。

（2）心身症のある人の治療と看護

　治療法は適応障害のある人に対する治療と類似しており，ストレスとなるようなことはゼロにはならないが，減らすことは可能であるため減らす方法を考える。薬物療法では，身体疾患に対する有効な薬物を使用する。ほかにストレス軽減のために抗不安薬などの向精神薬を用いることもある。またストレスの受け止め方，対処の方法について認知行動療法を実施し，ストレスの上手な対処方法を学習する。

さらにリラクゼーションなどの実施により，筋弛緩法を学ぶことが重要である。

看護師は患者の不安に耳を傾け，傾聴する。また現在の状況や状況に対する思いについて表出を促すようにする。さらに生活のリズムを整えることができるよう助言することも必要となる。

4. パーソナリティ障害のある人の理解と看護

(1) パーソナリティ障害のある人のアセスメント

パーソナリティ障害群はDSM-5[7]では3種類A群，B群，C群に区分されている。A群パーソナリティ障害は，奇妙で風変わりにみえるパーソナリティであり，猜疑性パーソナリティ障害/妄想性パーソナリティ障害，シゾイドパーソナリティ障害/スキゾイドパーソナリテイ障害，統合失調症型パーソナリティ障害である。B群パーソナリティ障害は，演技的で，情緒的で，移り気にみえるパーソナリティであり，反社会性パーソナリティ障害，境界性パーソナリティ障害，演技性パーソナリティ障害，自己愛性パーソナリティ障害が含まれる。C群パーソナリティ障害は不安や恐怖を感じているようにみえるパーソナリティであり，回避性パーソナリティ障害，依存性パーソナリティ障害，強迫性パーソナリティ障害が含まれる。

パーソナリティ障害は長期にわたって認められる認知，感情，行動上の特徴がある。そのため状況的ストレスや双極性障害や物質中毒などの一過性の精神状態に対する反応とは区別される。認知は，自己や他者，出来事を知覚し解釈する仕方によって判断される。また感情は，情動反応の範囲や強さ，不安定さおよび適切さによって判断される。行動上の特徴は対人関係の持ち方や衝動性の制御で判断される。パーソナリティ障害の特徴を表8-1に示す。

第8章　不安障害, パーソナリティ障害等の看護 | **149**

表8-1　パーソナリティ障害の特徴

パーソナリティ障害	内　　容
A 群	奇妙で風変わりにみえるパーソナリティ
猜疑性	他人の動機を悪意のあるものとして解釈する 不信と疑い深さ
シゾイド	社会的関係からの離脱と感情表出の範囲が限定される
統合失調型	親密的な関係において急に不快になる, 認知または知覚の歪曲, 行動の風変わりさ
B 群	演技的, 情緒的で, 移り気にみえるパーソナリティ
反社会性	他人の権利を無視する, 侵害する様式をもつ
境界性	対人関係, 自己愛, 感情の不安定と著しい衝動性
演技性	過度の情動性を示し, 他者の気を引く
自己愛性	誇大性や賞賛されたい欲求, 共感の欠如を示す
C 群	不安や恐怖を感じているようにみえるパーソナリティ
回避性	社会的抑制, 不全感, 否定的評価に対する過敏性
依存性	世話をされたいという過剰な欲求に関連する
強迫性	秩序, 完璧主義, 統制にとらわれる
他の医学的診断に基づく変化	医学疾患の直接的な生理学的作用として判断される
他で特定	どの特定のパーソナリティ障害にも属さない

American Psychiatric Association 著, 日本精神神経学会（日本語版用語 監修）, 高橋三郎, 大野　裕（監訳）：DSM-5 精神疾患の診断・統計マニュアル, pp 635-670, 医学書院, 2014 より作成

　パーソナリティ障害のうち代表的な「境界性パーソナリティ障害」について解説する。境界性パーソナリティ障害は, 従来から指摘されている親からの情動的無視などの親の養育態度の問題ために発現するのではなく, 遺伝的に生物学的な脆弱性があることと, 幼少期に心的外傷となる虐待等の体験が相まって発現すると考えられている[8]。境界性パーソ

ナリティ障害のある者は，表情認知，暴力シーンに対しては扁桃体の活動性が亢進するにもかかわらず，健常者に比べて扁桃体の容積が小さく痛み刺激に対する活動性が低下していると指摘されている。また境界性パーソナリティ障害のある者は，ノルアドレナリンの増加，セロトニンの低下をきたし，不安障害にみられる視床下部-下垂体-副腎系の反応も確認されている。このようなことから，境界性パーソナリティ障害のある者は，衝動性が高いほか，認知機能の不全や情動調節の障害が起こる。これらのことが相まって，他者の行動の意図を歪曲してとらえたり，猜疑的にみたりする傾向があり，見捨てられることに対する強い不安や恐怖が認められる。また少しのことで対人関係にストレスを感じるばかりでなく，感情の起伏が激しく不安定であるために，自殺企図，自傷行為，アルコールや薬物の乱用，むちゃ食い，軽はずみな行動などがみられる。

（2）パーソナリティ障害のある人の治療と看護

①薬物療法

　衝動性に対して非定型抗精神病薬（オランザピンやアリピプラゾール）を，抑うつ気分が強い場合には抗うつ薬（SSRI）または気分安定薬（バルプロ酸ナトリウム）が用いられる。不安が強い場合には抗不安薬を用いることもある。衝動的に過量服薬をすることがあるため，致死性の高いバルビタールなどは使用しない。看護師は薬物に対する対象者の考えを確認するとともに，適切に服薬できているか常に確認することが重要である。

②弁証法的行動療法

　弁証法的行動療法は衝動性と自己破壊性を軽減する効果があるとされている認知行動療法である。弁証法は対立している力を統合して新たな状態に向かうという哲学的なとらえ方である。境界性人格障害のある者

は，二極化思考（「白黒思考」「全か無か思考」）であることが多いため，この方法を用いると，「あれも，これも」と考えられるようになり，全否定になりがちな思考の転換ができるようになる。看護師は対象者の思考の特徴を理解したうえで，即断しないようにすることやいろいろな考え方があることを伝えるようにする。対象者が徐々に考え方が広がるように支援する。

③セルフモニタリング

現在の自分の感情や思考の状況について客観的にみることができるように促すことが重要である。自分の物の見方や考え方を客観視できるようになると弁証法的行動療法にも良い影響を与える。客観視するために，日記をつけてもらったり，感情をグラフ化したりすることも有効である。また看護師との会話で言語化を促すことも客観化につながる。

対象者は対人不安や緊張があるために，攻撃的になることや操作的になることがある。また看護師のチームワークを乱すような言動をすることもある。そのようなときには感情的に巻き込まれないように看護師も客観的に考えるようにし，距離を置いて接することも大事である。

引用文献

1) American Psychiatric Association 著，日本精神神経学会（日本語版用語 監修），高橋三郎，大野　裕（監訳）：DSM-5 精神疾患の診断・統計マニュアル，医学書院，pp 187-231，2014

2) 大迫哲也：不安障害の理解と看護．改訂版これからの精神看護学（森　千鶴 監編著），pp 360-375，ピラールプレス，2016

3) American Psychiatric Association 著，日本精神神経学会（日本語版用語 監修），高橋三郎，大野　裕（監訳）：DSM-5 精神疾患の診断・統計マニュアル，医学書院，pp 263-287，2014

4) 石丸昌彦：ストレス関連障害と解離性障害，精神医学特論，pp 112-1114，放送大学，2016

5) 田中喜秀，脇田慎一：ストレスと疲労のバイオマーカー，日薬理誌，137：185-188，2011

6) American Psychiatric Association 著，日本精神神経学会（日本語版用語 監修），高橋三郎，大野　裕（監訳）：DSM-5 精神疾患の診断・統計マニュアル，医学書院，pp 305-322，2014

7) American Psychiatric Association 著，日本精神神経学会（日本語版用語 監修），高橋三郎，大野　裕（監訳）：DSM-5 精神疾患の診断・統計マニュアル，医学書院，pp 635-670，2014

8) 板山　稔：パーソナリティ障害の理解と看護．改訂版これからの精神看護学（森千鶴 監編著），pp 285-304，ピラールプレス，2016

9 | 発達障害，自閉スペクトラム症の看護

森　千鶴

《目標＆ポイント》
1）自閉スペクトラム症者のアセスメント，治療と看護について学ぶ。
2）限局性学習症者のアセスメント，治療と看護について学ぶ。
3）注意欠如・多動症者のアセスメント，治療と看護について学ぶ。
《キーワード》　自閉スペクトラム症，限局性学習症，注意欠如・多動症
（ADHD）

1.　自閉スペクトラム症者の理解と看護

（1）自閉スペクトラム症者のアセスメント

　自閉スペクトラム症は神経認知機能の障害であり，15以上の遺伝子に関する報告や一卵性双生児の診断一致率は60〜92％という報告があり，遺伝子の関与，家族性が認められている。1956年に出されたカナーの基準では自閉症の有病率は知的障害を伴っており0.04％とされていた。しかし精神障害の診断・統計マニュアル（Diagnostic and Statiscal Manual of Mental Disorders：DSM）-Ⅳ TR（2000年）では，知的障害を伴わない高機能自閉症（アスペルガー障害）なども加わった広汎性発達障害という概念になり，有病率は1.2〜1.3％となった。2013年に改訂されたDSM-5では，DSM-Ⅳ TRにおいて自閉性障害，レット障害，アスペルガー障害と区別されていた診断が自閉スペクトラム症として統合されたためか，有病率は2.64％と推定されている[1]。

DSM-5[2]において自閉症スペクトラム症は，前頭葉，側頭葉，大脳基底核，大脳辺縁系，小脳など広汎にわたる神経認知機能不全であることが明らかになっている。特に前頭前野の機能が低下しており，物事を同時に処理したり，計画を立てて順序よく進めたりする機能である実行機能，思考の柔軟性，衝動性のコントロールなどの機能の低下が認められる。一般に社会性が発達すると他者の感情を自分の感情から類推し，他者の行動を解釈，予測する機能である「こころの理論」の機能は9～14歳までに獲得されるが，自閉症スペクトラム障害のある者はその発達が遅れていることが明らかになっている[1]。こころの理論の発達の遅れと側頭葉の障害のためにミラーニューロンシステムの障害，大脳辺縁系の障害のために共感性が乏しいことも指摘されている。さらに大脳基底核，小脳の障害により感覚異常や常同行為が認められる。これらのことから自閉スペクトラム症の中核症状は① 社会的コミュニケーションの障害，② 限定された反復的な行動，興味，活動がある，とされている。また関連症状として多動，衝動性，気分変動，運動失調，感覚過敏，不眠などが認められる[1]。社会的コミュニケーションの障害により同年代の子どもとの交流が不足することも多い。他者との交流がうまくいかないために学校に通えなくなり，自宅で引きこもってしまうこともある。また興味や反復的な行動のために定時に決められた行動がとれないことや興味のないことに目が向かず，学習が遅れることもある。これらのことから不登校や抑うつ状態になることも多い。

（2）自閉症スペクトラム症者の治療と看護

自閉スペクトラム症者の看護では，対象者の良さや特徴を生かして援助することが重要となる。

① 認知行動療法

　自閉スペクトラム症者のみのグループで，特徴を踏まえてグループワークを行う。グループワークでは内容を構造化し，視覚化した資料を用いる。自分の問題を理解して整理し，自分の考え方に気づくように促し，それ以外の考え方を看護師や他のメンバーから聞き，他の考え方があることを理解できるようにする。対象者の発言について具体的で肯定的なフィードバックをする。これらのことを通して幅広い考え方や自己肯定意識や自分らしさを取り戻すことができる。

② 二次的障害に対して薬物療法

　自閉スペクトラム症に有用な薬物はまだ，開発されておらず，二次的障害に対して薬物治療が選択される。不安や抑うつに対して SSRI（選択的セロトニン再取り込み阻害薬）や抗不安薬が処方されることがある。また，易刺激性や攻撃性には抗精神病薬であるリスペリドン（リスパダール®）やアリピプラゾール（エビリファイ®）が，気分変動には抗てんかん薬であるクロナゼパム（リボトリール®）が用いられることがある[1]。

　看護師は処方どおりに服用を促すとともに，対象者の薬物に対する思いを聞いたり，作用・副作用の出現に注意をする。

③ 言語化を促進し，視覚的にとらえられるようにする

　看護師は対象者が客観的に自分を見つめられるようにするために，さまざまなことに対する思いや考えについて言語化を促す。対象者がうまく伝えられないときには「こういうこと？」と言い換え，確認をする必要がある。看護師はゆったりとした気持ちで接し，焦らせないことも重要である。また対象者がよくできたことに対して褒めたり，賞賛したりする。時に対象者の努力が必要になったときには，紙に書くなど視覚的に理解できるようにすると対象者が状況を理解することができる。また表情と感情がつながるように絵を描いて伝えるなども有効である。対象

者の状況は個別的に異なるため，年齢や発達状況に応じた関わりが必要である。

④ できることを伸ばす関わり

本人のできないことや，苦手なことを無理に行うのではなく，本人ができること，好きなことを伸ばすような支援が望ましい。できないことを無理に行うことによって，自己肯定感や自尊感情が低下し，二次的障害を招く恐れがあるからである。

⑤ ペアレント・トレーニング

自閉スペクトラム症児をもつ親は子どもの特徴を理解できないと「困った子」という焦りや，「手に負えない」(無力感)と感じ，子どもに厳しい罰を与えてしまい，自己嫌悪や自信喪失になることも多い[3]。また，子どもに対して徐々に温かみのある関わりを失い拒否をすることになると，子どもはさらに反抗的な態度をみせ，強情を張ることになる。このような状況が続くと子どもの自己評価が下がり，自尊感情も低くなり，親子の関係も悪化する。ペアレント・トレーニングは親が子どもの特徴や子どもの持つ困難さを理解し，親と子がより良いコミュニケーションで家庭生活が送れるように考えられたプログラムである[3]。

ペアレント・トレーニングは，アメリカのバークレイ博士(R. A. Barkley)とフランク博士(F. Franke)が実施していたプログラムを国立精神神経センター精神保健研究所児童・思春期精神保健部のチームによってわが国に適した形で作成されたプログラムである。行動療法理論に基づく行動修正に主眼をおいている[3]。プログラムでは，全10セッションから構成され，肯定的な注目をし，褒め方を学習したり，好ましくない行動の際に行う上手な無視の仕方や褒め方，効果的な指示の出し方などを学習する。グループは4～10歳くらいまでの両親5～8名程度で構成し，事前に目的などを伝えておく。

第9章　発達障害，自閉症スペクトラム症の看護　｜　**157**

2. 限局性学習症者の理解と看護

（1）限局性学習症者のアセスメント

　DSM-5[1]では，① 読字，② 文章の意味，③ 書字，④ 文章の表出，⑤ 数学の概念，⑥ 数学的推論の6つの困難を挙げ，少なくとも1つが存在し，6カ月以上持続していることとしている。限局性学習症は明らかな脳損傷や精神疾患でもなく，また学習の機会が少ないからでもない。大脳基底核の音韻処理の効率性，左上側頭回の音韻処理の熟達性が関与しているといわれており，その原因として遺伝子異常，出生前後の脳発育異常，出生前のニコチンへの曝露などが指摘されているが，詳細は明らかになっていない[4]。いずれにしても明らかな知的発達に遅れがないものの「読む」，「書く」，「聞く」，「話す」，「計算する」，「推論する」の能力のうち，特定のものの習得と使用に著しい困難を示す状態である。科目の不得意として認識されるか，あるいは気づかないまま過ごすこともある。しかし手先が不器用で，ことばなどの理解ができないために語彙や知識が不足し，学業不振を招く恐れがある。またそのためにやる気をなくし，抑うつ，自信喪失などの二次的障害を招き不登校になることもある。また自閉スペクトラム症や注意欠如・多動症を併発していることもある。

（2）限局性学習症者の治療と看護

① 早期診断と教育

　ことばや数字の概念など発達の評価や心理検査を行うことによってできるだけ早期診断を行い，できるだけ早期に専門の教育を行う。しかし，子どもの「苦手」を「障害」と決めつけることも良くないため，保健センターや児童発達支援事業所などの専門の相談機関で相談をすることが望ましい。

② 二次的障害に対する支援

　限局性学習症と判断された場合には，二次的障害をおこさないように環境を調整することが大事である。また得意な部分を生かした職業選択にするなどの工夫が必要となる。もし，抑うつなどの症状がある場合には抗うつ薬などを使用することもある。

　しかし，まず何よりも自分の特徴や傾向を理解できるように援助することが重要である。

3.　注意欠如・多動症の理解と看護

（1）注意欠如・多動症のアセスメント

　注意欠如・多動症は DSM-5[1]では，不注意の症候と，多動性/衝動性の症状（A）が 12 歳までに存在していること（B），また症状がいくつかの場面で認められること（C），症状のために学業や職業を損ねていること（D），他の病気ではないことが確認されること（E）を診断基準として挙げている[1]。不注意の症状としては，① さまざまなことに注意が向かない，② 持続できない，③ そのために課題などができないというものである。また，多動性/衝動性の症状には，① じっとしていられず，常に手足を動かしている，② 動作や行為の衝動が抑えられないなどである。これら不注意の症状，多動性/衝動性の症状がそれぞれ 9 つ挙げられそのうち 6 つ以上，6 カ月以上にわたって持続していることが診断の要件になっている。注意欠如・多動症児の脳画像では前頭葉と大脳基底核の縮小が認められ，前頭葉のワーキングメモリが働いていないという仮説やドパミンニューロンの機能異常という仮説もある[4]。また親子や一卵性双生児の発症率が高いことから遺伝的負因も考えられている。このように注意欠如・多動症は脳の機能障害によって引き起こされるということは明らかになっているものの，具体的には解明されていない。

（2）注意欠如・多動症の治療と看護

① 薬物療法

　2017年5月に認可されたグアンファシン塩酸塩（インチュニブ®）は6〜17歳までの注意欠如・多動症と診断された人に有効とされている。注意欠如・多動症のある人は脳内のシナプスで，伝達された情報を受け取る際，アドレナリン受容体の活性化が弱いために情報が漏れ出てしまうと考えられ，グアンファシン塩酸塩（インチュニブ®）によってふさぎ，情報を漏れにくくしている作用がある。グアンファシン塩酸塩（インチュニブ®）は血圧低下や徐脈になるという副作用が生じることもあるので，医師の指示どおりに服用することが重要である。

　このほかに情報の送信を助けるメチルフェニデート塩酸塩（コンサータ®）はドパミンに作用し，比較的即効性があり，学習などのやる気を起こしたり，ワーキングメモリに働きかけたりするが，食欲不振などの副作用が起こる可能性もある。メチルフェニデート塩酸塩（コンサータ®）は2007年に認可された。また2009年に認可されたアトモキセチン塩酸塩（ストラテラ®）はノルアドレナリンを活性化させ，不注意や多動性の改善に効果がある。しかし効果が出現するまでに2週間から6〜8週間かかる。頭痛や悪心，食欲減退などの副作用が出現する可能性がある。メチルフェニデート塩酸塩（コンサータ®）とアトモキセチン塩酸塩（ストラテラ®）は6歳以上の者に適応が認められている。

　看護師は医師の指示どおりに服用することを勧め，副作用が認められたら，勝手に服用を止めたりせず，医師に相談するように説明する。

② ソーシャルスキルトレーニング（SST：Social Skills Training）

　SSTは適応的な対人行動や社会的スキルを学習する方法である。行動の構成要素は，相手に注意を向け，与えられた手がかりを読み取る「受信」，社会的な場面や語の文脈，習慣などを理解して社会的関係の発展を

見通す「処理技能」，声の大きさなどを考えて自分の考えを正確に話す「送信」の3つである。練習する行動の要素を明確にして教示し，お手本（モデリング）を示す。実際に対象者がお手本を見て真似し（ロールプレイ），よくできた場合は正のフィードバックを行う。修正を要する場合には矯正のフィードバックを行い，繰り返し練習（反復学習）をすることが技法モデルとなっている。学習した行動を徐々に日常生活でも活用できるようにする（般化）ことで行動を学習する。

③ ペアレント・トレーニング

自閉スペクトラム症の項を参照。

④ 順番を考えて説明する

注意の持続時間が短く，多くのことを一度に対処することができないために，何かを伝える必要があることは，できるだけ簡潔に伝えるようにする。また1つのことが終わった後に，次のことを話すようにする。自分で計画的に考えることが難しいことも多いので，順番を考えて伝えることによって，うまく対処できるようになる。興味のあることにとらわれているときには，行動の切り替えが難しいため，一度注意を向けることができるように声をかけることが望ましい。また，一度に多くのことに目を向けることができないため，優先順位を考えられるように紙に書いたり，メモして目につくところに貼ったりするなど日常生活上の工夫も必要となる。

⑤ 得意なことを促す関わり

皆と同じことを同じようにすることは難しくても，興味のあることに対しては，集中することができるので，自分の特徴として伸ばすような関わりをすることが望ましい。また固定観念にとらわれず，自由に考えることができるので，アイデンティティが豊富であることも得意なことである。また思い立ったら行動に移すこともできるので，「行動力がある」

と評価されることもある。

⑥ 物品の保管表などを作成する

注意欠如・多動症の人は物の片付けが苦手で，大事なものをなくしたり，しまい忘れたりしやすい。そのため保管場所を一定にするなどの工夫が必要である。また物品の保管場所を明記した一覧表を目につくところに貼っておくなどすると物品の管理も可能になる。

⑦ 具体的に話をする

注意欠如・多動症の人に限らず，発達障害傾向のある人は抽象的なことを質問しても何を答えたらよいのかわからないこともある。たとえば，「今日はどうだったですか？」や「報告はきちんとしてくださいね」は，曖昧で抽象的な話である。「今日は学校で何をしましたか？」や「○○について，▲▲さんに起こった順に伝えてくださいね」など具体的に話をすると本人は回答がしやすくなる。

引用文献

1) 日本精神神経学会（日本語版用語監修），高橋三郎，他（監訳）：DSM-5 精神疾患の診断・統計マニュアル，pp 31-85，医学書院，2014

2) 関根正，他：自閉スペクトラム症の理解と看護．改訂版これからの精神看護学（森　千鶴 監編著），pp 302-316，ピラールプレス，2016

3) 上林靖子（監）：こうすればうまくいく―発達障害のペアレント・トレーニング実践マニュアル，中央法規，2009

4) 池谷裕二（監）：脳と心のしくみ―最新科学が解き明かす！ pp 172-175，新星出版社，2016

10 | アディクション看護 (1)

松下　年子

《目標＆ポイント》
1）アディクション（嗜癖）や依存症の本質（病理と種類）を学ぶ。
2）アディクション（嗜癖）や依存症の疫学と回復について学ぶ。
3）システムズアプローチに基づく当事者および家族支援について学ぶ。
4）アルコール使用障害の治療とリハビリテーション（回復）の実際を学ぶ。
《キーワード》　アディクション，嗜癖，依存症，嗜癖行動障害，世代伝播，システムズアプローチ，否認，ハームリダクション，セルフヘルプグループ

1. アディクション（嗜癖）の本質

　アディクションとは嗜癖のことである。嗜癖を辞書で調べると「あるものを特に好き好む癖」と記されている。すなわち，ある対象，物，行動，人に対して「のめり込む」「はまる」こと，加えてその「のめり込み」をコントロールできなくなることをいう。さらに，そのコントロール不全のために「好き」「好む」の程度や，その結果としての状況や事態が常識を逸脱している場合をいう。似て非なる「嗜好」という言葉もあるが，嗜好には嗜癖のようなネガティブなイメージはない。さらに依存症や物質関連障害，物質使用障害という言い方（病名）もあるが，近年になってアルコールに対する嗜癖，依存症は「アルコール依存症」から「アルコール使用障害」に病名が変更となった。物質使用障害の対象物質として代表的なものはほかに，麻薬や幻覚薬，精神刺激薬など（主に違法薬），鎮痛薬，睡眠薬，抗不安薬などの処方薬，タバコ，カフェインがある。

一方，対象が物ではなく行動や人の場合もある。前者の代表としてはギャンブル障害（病的賭博）や買い物依存症，インターネット・ゲーム障害（インターネット・ゲーム依存症），自傷行為，摂食障害，ワーカホリックなどがあり，痴漢や盗撮などの性犯罪，盗癖（クレプトマニア）なども犯罪であるとともに，自ら「やめたくてもやめられない」というケースの場合は，アディクションの側面を有するといえる。最後の，人への依存には，共依存や性依存，虐待（小児虐待，DV［domestic violence：配偶者間暴力］，高齢者虐待，障害者虐待）などがある。

　留意したいのは，物への依存はその物質を摂取するという行動への依存でもあり（たとえばアルコールへの依存は飲酒行動への依存，薬物への依存は薬物を使用するという行動への依存），虐待など人への依存も，虐待行為という行動への依存に読み替えることができる点である。結果，アディクションとは繰り返される不適切な行動障害という見方もできる。しかし，この第三者が可視化できる行動障害の根っこの部分は，人への依存であり，アディクションの本質は対人関係障害である。

　次に，なぜ人はアディクションに陥ってしまうのかという点である。アディクションが成立するにはまず，依存対象が存在することが大前提である。そして，依存行動のスタート時点で「快」を体験していることである。これは単純な「気持がよい」という快のみならず，解放感やリラックス感の場合もある。時に，苦痛や苦悩から解き放たれることであったりもする。いずれにせよそれを機に，初めの快体験と同レベルの，あるいはそれ以上の快（解放感，リラックス感，苦痛や苦悩からの解き放ち）を求めて，どんどんはまっていくことになる。その根底には，「生きづらい」「今の苦しい状況から逃れたい」といった葛藤や現実回避へのニーズがあり，次第に，「そうしないではいられない」という強迫観念を伴ってくる。アルコール使用障害者が最後の段階になると，必ずしも美味しく

表 10-1　依存症候群　診断ガイドラインより

通常過去 1 年間のある期間，次の項目のうち 3 つ以上がともに存在した場合。
(a)物質を摂取したいという強い欲望あるいは強迫感。
(b)物質使用の開始，終了，あるいは使用量に関して，その物質摂取行動を統制することが困難。
(c)物質使用を中止もしくは減量したときの生理学的離脱症状。
(d)はじめはより少量で得られたその精神作用物質の効果を得るために，使用量を増やさなければならないような耐性の証拠。
(e)精神作用物質使用のために，それに代わる楽しみや興味を次第に無視するようになり，その物質を摂取せざるを得ない時間や，その効果からの回復に要する時間が延長する。
(f)明らかに有害な結果が起きているにもかかわらず，依然として物質を使用する。

World Health Organization, 融道夫，他（監訳）：ICD (International Classification of Disease)-10 精神および行動の障害—臨床記述と診断ガイドライン，新訂版，p87，医学書院，2005 より一部割愛

表 10-2　嗜癖行動障害の診断基準（案）

・ある種の行動（多くは非適応的，非建設的な行動）を行わずにはおれない抑えがたい欲求あるいは衝動（craving）。
・その行動を開始し終了するまで，他の事柄は目に入らず，みずからの衝動をコントロールできない（impaired of control）。
・その行動のために，それに代わる（適応的，建設的な）楽しみや趣味を無視するようになり，当該行動にかかわる時間や，当該行動からの回復（行動をやめること）に時間がかかる。
・明らかに有害な結果が生じているにもかかわらず，その行動を続ける。

洲脇　寛：嗜癖行動障害の臨床概念をめぐって．精神神経学雑誌，106：1307-1313，2004

て酒を飲んでいるわけではない。「飲まないではいられない」という強迫感に煽られて，泣きながら飲んでいることも多い。ICD-10（世界保健機関による「国際疾病分類」）の「依存症候群」の定義を**表 10-1**[1]に示した。

　これらのうちの耐性と離脱症状は身体依存であり，物質使用障害の特徴的な症状といえる。一方，精神科医の洲脇寛は行動への依存を「嗜癖行動障害」と命名して，**表 10-2** のような診断基準（案）をあげている[2]。

そしてその具体例として，過食症，過食を伴う神経性無食欲症，ギャンブル癖，乱買癖，窃盗・万引き癖，過剰な性行動，性関係・性交渉の過剰，手首切傷，虐待（幼児・配偶者・老人など）を列記している。

　さらに，アディクションが成立するには依存対象の存在，快の体験の次に実は，依存行動を継続できる環境が必要である。この環境の中には人的環境も含まれる。たとえば，アルコール使用障害の夫が常識を逸脱した飲酒行動を続けるには，酔っぱらった夫の世話をしてくれる人，酩酊して動けなくなった夫を介抱したり，翌朝会社に電話して「（本人の）体調が悪いから本日は会社を休ませてください」と謝罪する妻がいることが少なくない。結果的に，本人の依存行動の継続を可能にさせてしまう人，イネイブラーである。イネイブリングとは，本人の依存行動を可能にすることをいう。

　加えて，アディクションの成立には，依存症者の「依存したい」「依存しないではいられない」という心性が不可欠である。依存する心性があるとしたら，その逆の心性は何であろうか。依存の逆なので「自立」である。すなわち，「依存したい」「依存しないではいられない」という心性は，「自立したい」「自立しないではいられない」という心性の対極にある心性といえる。ここでいう「自立」とは，自分が食べる分を自分で稼ぐとか，自分の足で歩くというような意味合いではない。自分の無力を知っていて，それを受け入れ，そのような無力な自分でもよしと思えることである。さらに，自分の無力な部分は他者に対して対等な立場でSOSを求められること，その代わりに自分が担える部分は責任をもって遂行することである。そして，仮に担ったことをやり遂げられなかったとしてもその結果を自分で引き受けること，特に，結果として生じた負の感情を自分で抱え続けられることである。それができないと，対象に依存しないではいられなくなる。人は，己の負の感情から逃避したくて

対象に依存する。

　依存症はコントロール不全の病であり，否認の病であり，喪失の病である。また，家族の病であり，世代伝播する病，死に向かって確実に進行していく病といわれている。コントロール不全の病については，あらためて説明するまでもない。否認の病は，たとえばアルコール使用障害者が，自分が依存症であることを認めると酒を飲めなくなるので必死に否認する様をいう。厳密にはそれが第1の否認である（「私は依存症ではない」「自分は大丈夫」）。しかし飲酒をめぐる失態が重なり，いよいよもってアルコール使用障害であることを認めないわけにはいかなくなると，依存症であることは認めるが，それでも「やめさえすれば大丈夫」「自分はアルコールのことさえなければ何も問題はない」といって，問題の核心の部分を否定する。第2の否認である。依存症は「生きづらい」という生き方の問題であって，酒や薬はそこから逃れるための小道具の1つに過ぎない。根底には対人関係障害という問題がある。だからこそ，その苦しみを薄らげてくれる酒や薬物，依存行動が必須なものになるわけである。次の，喪失の病であるが，喪失するのはまずは他者からの信頼であり，家族の絆であり，健康，仕事，最後が命である。死に向かって確実に進行していく病，すなわち時間をかけた自殺行為であることは間違いない。ちなみにアルコール使用障害者の平均寿命は50歳代といわれている。これは，過度な飲酒が肝炎，肝硬変，膵炎，食道静脈瘤などの身体疾患を招くのに加えて，飲酒による事故や自殺が少なくないことが影響している。

　次に，家族の病とは，家族が病んでいるから依存症者がSOSをあげているという見方に基づいた解釈である。個人ではなくあくまでも家族というシステムに何が起きているのかという視点でとらえ，そのような解釈に基づいて解決策を模索する。個人ではなく，家族というシステムに

変化を起こすために介入するのがシステムズアプローチである。ここでは，犯人捜しをしない（家族メンバーの誰が悪いという見方をしない）ことが大前提となる。さらに，もし家族というシステムが病んでいるとしたら，その病理は次の世代のシステムにも伝播されていくことになる。実際，アルコール使用障害の父親をもつ息子は父親と同じアルコール使用障害になりやすかったり，娘がアルコール使用障害ないし他の依存症の人とペアになりやすい，結婚しやすいという話はよく耳にする。父親の生き方（アルコールに依存しながら生きる方法），母親の生き方（酒に依存する夫の「世話を焼く」ことに依存する母親）を，子どもは親からダイレクトに学んでしまう。親の背を見て子は育つという言葉のとおりである。したがって，依存症対策の大きな目的は，いかに次世代に依存症の病理が伝播されるのを防ぐか，ブロックするかである。なお，ここでいう「世話を焼く」とは，コントロールすることを意味する。最後にもう1つ加えるならば，アディクションはコントロール不全の病であるとともに，「コントロールの病」でもある（コントロールしないではいられない心性，コントロールやパワーへの依存）。

2. アディクション（嗜癖）の疫学とアディクション（嗜癖）からの回復

2014年の患者調査によると，わが国のアルコール使用障害の推計患者数は，入院が8.7千人，通院が5.1千人である[3]。これらは氷山の一角であり，水面下には医療につながっていない多くのアルコール使用障害者がいる。なかには，最後まで医療機関に行き着かずに死亡してしまった人，医療機関につながってもその後ドロップアウトしてしまった人，医療機関に登場せずとも辛うじてセルフヘルプグループにつながっている人もいる。医療者の前に現れた使用障害者はほんの一握りの人たちであ

ることを銘記しておくべきである。

　次に薬物使用障害者数であるが，たとえば覚せい剤事犯の検挙人員は1984年の24,372人をピークに減少傾向にあるが，それでも2015年時点で11,022人である（平成27年における薬物・銃器情勢（確定値）訂正版[4]より）。この数字は，全薬物事犯における検挙人員の81.5％を占め，再犯率も依然として60％を超える[4]。2011年以降は，「合法ドラッグ」「脱法ドラッグ」「デザイナーズドラッグ」と称されていた危険ドラッグの依存症が急増し，マスメディアを騒がせたが，法規制をもってここ数年は終焉傾向にある。

　わが国の精神科病院では，アルコール使用障害の専門病棟をもつ病院は散見されるが，薬物使用障害専門の治療病棟を有する病院は少ない。したがって多くの場合，薬物使用障害者はアルコール使用障害病棟に入院する。同じ依存症という枠組みの中で精神集団療法を受けるが近年は，認知行動療法や動機づけ面接法が用いられている。7章でも紹介したが，認知行動療法では，人が不適切な行動に及ぶとき，まずは現象を掌握（感知）して，その意味を解し（認知），その認知に相応しい感情を生起して行動に至るととらえる。したがって最後の行動を修正するには認知の仕方を変えればよいと考える。その人の歪んだ認知を修正するか，別の認知の仕方があることを学んでもらう。一方，動機づけ面接法では，使用障害者は否認が強く，いくら周りが断酒・断薬を強いても反発するだけのことが多く，それよりも自ら「やめよう」という動機を持ってもらうことが必須であると考える。本人が自分で選択，決意し，自分で実行に移すことができるよう支援していくのが動機づけ面接法である。

　さて，依存症の回復率（断酒率・断薬率）はどこの国でも，いかなる時代でもおおよそ2割か3割といわれている。それは7割ないし8割の人がドロップアウトすることを示している。再飲酒や再使用をスリップ

やリラプスという言い方をするが、数回のスリップがあっても再度断酒・断薬を続けられること、なぜスリップしてしまったのかを振り返り、二度とスリップしないために今後何をする必要があるのかを学ぶことが大切である。つまり、スリップという体験を無駄にせず、学びの機会や資源にするわけである。ただし現実は、数回のスリップを経て順調に回復に向かう者ばかりではない。時には、十数回もの再入院を繰り返す人もいる。そもそも「やめられない」からこそ病気であるにもかかわらず、また「やめられない」病気であるにもかかわらず、「（100％）やめる」ことを治療として求めざるを得ないところに無理がある。

　そのように考えると、7〜8割の人がドロップアウトするような、7〜8割の人を「回復できなかった人」とカテゴリ化してしまうような回復の定義自体を、変更する必要があるのかもしれない。とはいえ、節酒は結果的に連続飲酒となり、断薬をゴールとするのも譲れない原則である。したがって近年は、断酒、断薬をゴールとしつつも、少しでも本人の心身へ悪影響が少ない依存対象に移行すること、少しでも依存の程度を軽減できることをよしとする考え方、「ハームリダクション」の理念がとって変わっている。メサドン置換療法やブプレノルフィン置換療法もある意味では、ハームリダクションに基づいた治療法の一つである。依存性の強いオピオイドの使用障害者の使用薬物を、オピオイドから少しでも依存性の低いメサドンやブプレノルフィンに置換させていく、場合によってはそのまま依存性の低い薬物を使用し続ければよしとする考え方である。もう1つの例としては、静脈注射の薬物使用障害者が薬物を使用する（注射する）のは避けられないとしても、せめて感染症を併発しないように清潔な注射器を使用してもらうというサポートである。

　アディクションからの回復について最後に留意したいのは、誰の回復かという観点である。家族の病であれば家族の回復、本人の病であれば

本人の回復である。そして家族の回復，本人の回復と表現したときにそれが意味するのは，回復は家族の，あるいは本人の権利であり責任であり義務であるということである。人は誰でも病気になったときは仕事を休むように，学業を休むように助言され，仕事や学業からしばらく離れて休養する「権利」を獲得する。しかしそれとともに，病から回復するためにしっかり休養するという「責任」，治療や療法に臨む「義務」が生じる。アディクションも同じである。したがって，周囲の者が当の本人や家族の権利を奪うこともできなければ，代わって義務を果たすわけにもいかない，とう観点が重要である。対象が自立する機会を奪ってはならないという大原則である。

　もとより次のような比喩がある。「アディクションからの回復は，本人の回復が最も早く，次が家族で，最も遅いのが専門職者（援助職者）である」というものである。これは，物や行動に依存している本人は客観的にわかりやすいので，本人は否が応でも問題に直面することになるが，「誰々のために（私は）頑張っている，尽くしている」という大義名分があると，それがアディクションであることが，本人はもちろんのこと第三者も気づきづらい。その分，家族や援助職者は，自身の依存や共依存の問題に直面することなく，人の問題に関心を向け，人の問題解決のためにエネルギーを投じ続けてしまいやすい。自分の問題に直面するよりも，他者の問題に振り回されているほうが楽なのである。それだけ自分の問題，すなわち，これまでの苦い体験や，それに伴う寂しさや恥，自責の感覚，自信のなさや心もとなさ，見捨てられ不安や不全感といった，消してしまいたいような感情の渦には完全に蓋をしておきたいのである。

3. システムズアプローチ

　システムズアプローチの原則は，事象や対象をシステム単位でとらえ，システムの「機能」をいかに良い方向にもっていくかという観点で働きかけることである。よりよく機能するには最低限度のシステムとしての形態も必要であり，ある程度は外から風通しをよくしなければならない。つまり外界との間にあるバウンダリーがどれだけ脆弱であったり（枠組みがない），強固であるか（柔軟性がない）が大切になる。ここで，システムの5つの特性を明示しておく。

　① システムを構成する要素は相互に作用（影響）し合う関係にある。
　② システムは部分に還元することができない。
　③ システムは動態であり，何かしらの方向性を有する。
　④ システムは複数の下位システムから構成されているが，それらは相互に作用し合い，調和して，1つのまとまりとして存在する。
　⑤ 新しい全体は，各要素にはない特性をもつ。

　人と人との関係，集団や組織を以上の特性をもつシステムとしてみなして，人や集団の成長や病理をシステムの変化という観点から査定し，支援方法を見いだしていくのがシステムズアプローチである。まずは，家族という最小単位のシステムがよりよく機能するためのありようを，それを実現するサポートのあり方も含めてアセスメントしていくことが求められる。

　事例を紹介する。

〔事　例〕

　Aさんは40歳代の営業マンである。若い頃から飲酒習慣はあったが，今の職場に就職してからは接待などで毎晩飲酒するようになり，その量も次第に増えていった。長男が高学年に進級した頃にはすでに膵炎と診

断され，かつ会社で飲酒がらみのミスを上司からたびたび指摘されるようになった。妻は専業主婦で，長男の下には長女がいる。

　結局Aさんは飲酒が止まらず，会社を辞めさせられてしまう。妻はアルバイトでスーパーのレジを始めたが，気がすさんだAさんは朝から飲酒し，パートから帰る妻をなじるようになる。そうこうしているうちに長男の不登校が発覚した。登校しているようにみえたが実は中学校に行かず，近くの公園で時間をつぶしていた。学校より連絡を受けた妻はあわてて担任教員を訪ね，学業不振と不登校，いじめの問題を知ることとなる。

　その後，Aさん夫婦の見守り，教員や養護教諭の支援があって5か月後には長男も，ぼつぼつ登校できるようになり，仲の良い友人もできた。やっと落ち着いたと思った矢先に今度は，小学校から長女のことで夫婦は呼び出された。最近は一人でいることが多く，給食を全く食べようとしない。時々，よそわれたおかずを捨てているようだという。本人に問うと「太りたくないから」というが，長女の体型はむしろ痩せているくらいである。長女はその後，スクールカウンセラーが丁寧にかかわる中で次第に給食も食べられるようになり，受診した精神科クリニックでも「一時的なものだったようですね，しばらく様子をみてもよいでしょう」と言われる。こうして子どもたちが次々と問題を呈する中で，その時ばかりはAさん夫婦はそれなりに協働体制を組み，問題解決に向けて奮闘するのであった。

　この家族に何があったのかを考えると結局，子どもたちの問題行動が生じることで，少なくともAさんの飲酒に起因した夫婦の絆がそれ以上崩れるのはストップされたことになる。家族というシステムを構成するAさんと他の家族メンバーは，相互に影響し合いながらも，家族全体としての方向性や結末をわかっているかのように，また，システムが崩

壊するのを回避するかのように動いていた。メンバーの総意とは言えないものの，1つのまとまりとしてのシステムの力，この場合は，壊れないという強靱力を発揮していた。

4. アルコール使用障害と看護

　アルコール使用障害者の中で入院治療を受ける人は必ずしも多くはない。もし身体科病棟でアルコール使用障害者に出会ったら，その看護師の役割は入院に至った原因疾患（身体疾患）の看護とともに，① アルコール使用障害は治療対象の病気であること，② 精神科病院や専門病棟，セルフヘルプグループにつながらない限り回復が難しいこと，③ 放っておけばいずれ再入院となること，④ 病気の進行は避けられないこと，⑤ いずれは死に至る病であることを説明し，⑥「治癒はしないが回復できる病」であることを伝え，飲酒を続けることのメリットとデメリットを一緒に考えて，患者自らが断酒を動機づけられるよう支援する。そして，専門病院や専門病棟で治療を受けられるように準備する。セルフヘルプグループを紹介することも大切である。

　次に，精神科急性期治療病棟やアルコール専門病棟での看護は，離脱期の看護と，その後の教育入院に相当する時期の看護が考えられる。前者の場合は身体管理が中心になる。離脱症状の管理と合併症発症の予防，早期発見，早期介入である。**表10-3**[5]に，離脱期の症状経過と看護をまとめた。

　一連の離脱症状以外にもアルコール性精神障害として，① アルコール幻覚症（離脱症状とは異なり意識混濁はない，被害的な幻聴が数週間続く），② アルコール嫉妬妄想（配偶者の不貞を確信する妄想），③ コルサコフ症候群（ビタミン B_1 欠乏によって生じる記銘力障害・見当識障害・作話），ウェルニッケ脳症（眼球麻痺・体幹失調・せん妄），ペラグラ脳

表10-3　離脱期の症状経過と治療と看護

時間経過	症状	具体的な症状	治療と看護
最終飲酒後7時間頃から始まり20時間頃をピークとして3日まで	小離脱症状群	不眠・焦燥・抑うつ気分などの精神症状，発汗・頻脈・呼吸数増加などの自律神経機能亢進，手指・眼瞼・体幹の振戦，一過性の幻覚（幻視が多い）。	栄養障害がある場合は脱水・低たんぱく血症・低K血症，低Mg血症などを伴うことがあるので補液をする（ビタミンB群なども加える）。自律神経亢進・不安・焦燥・けいれん・振戦せん妄にはジアゼパムを投与する。モニタリングしつつ支持的な態度で接する。
最終飲酒後24時間から48時間まで	けいれん発作	多くは1〜3回の発作である。	発作が3回以上出現したらてんかんを視野に入れて鑑別する。重積発作がみられたら抗てんかん薬を投与しICU管理とするのが望ましい。
最終飲酒後72時間から96時間をピークとして7日まで	大離脱症状群（振戦せん妄・離脱せん妄）	頻脈・体温上昇などの著明な自律神経機能亢進，粗大な振戦を伴う意識障害（せん妄），幻覚（幻視・幻触が多い），精神運動興奮⇒夜間や暗所で増悪する。＊前駆症状として不穏，過敏，不眠，食欲低下など。	小離脱症状群と同様に栄養・水分・ビタミン剤など投与と全身管理を行う。ウェルニッケ（急性期）・コルサコフ（慢性期）症候群やペラグラ脳症・葉酸欠乏性脳症などに移行するのを予防する。振戦せん妄にはジアゼパムなどの向精神薬を投与する。幻覚や妄想があるときは丁寧な観察と安全管理を心がけ，患者が安心感を得られるようにかかわる。部屋は明るくし，精神運動興奮が激しいときは，場合によっては行動制限も考える。
一連の離脱症状の消失後，期間は個人によって異なる	遷延性退薬（離脱）徴候（離脱後情動障害）	多動・内的な落ち着きのなさ・易怒性・衝動性・易刺激性などの神経過敏，短絡，不安，焦燥，抑うつなどの精神症状，自律神経症状⇒動揺性がある。	向精神薬を使用する。サポーティブなかかわりと見守り。他者との関係で支障をきたさないように調整する。支持的精神療法，心理教育的なアプローチ。

齋藤利和，他（編）：アルコール・薬物関連障害の診断・治療ガイドライン，pp89-91，じほう，2003 を参照して作成

症（ニコチン酸欠乏によって生じる皮膚炎・下痢・認知症）などの健忘症候群がある。

　一方，教育入院に相当する時期になると，心理教育的なアプローチとして複数のプログラムが用意されている。患者はアルコール使用障害に関する知識や，そこから生じる多様な問題とその解決に関する知識を習得し，また，日々の日課を通じて規則正しい生活習慣を獲得し，集団精神療法を通じていかに飲酒に頼らず生きていくか，ストレスに対峙するか，他者との関係性を構築するかを学ぶ。入院中より徐々にセルフヘルプグループへの参加を促し，退院後もそれを継続して社会生活が送れるよう準備する。場合によってはジスルフィラムやシアナミドなどの抗酒剤が使用される。これらの薬剤を内服して飲酒すると厳しい自律神経症状が出現して苦しむことになるので，飲酒のストッパーとなる。ただし，このメカニズムについて事前に，しっかりインフォメーションすることが大切である。退院後は，通院治療の継続自助グループへの参加継続，加えて抗酒剤の服用が目標とされる（治療の3本柱）。なお最近は，飲酒欲求を抑えるアカンプロセートの服用が推奨されている（わが国では2013年に認可された）。アカンプロセートの処方は，精神療法とセットで実施することで診療報酬の対象となる。

　なお，わが国では一般的に，離脱期対応も含む久里浜式ARP（Alcoholism Rehabilitation Program）（昭和38年より国立療養所久里浜病院［現 国立病院機構久里浜医療センター］でスタートした3か月のアルコール依存症治療システム）が広く導入されている。ARPは離脱症状や身体合併症治療を主体としたⅠ期治療と，集団精神療法を中心に社会復帰療法を行うⅡ期治療で構成され，最初の1か月間で身体症状の消失を，その後の2か月間で断酒継続をベースとした生き方の習得を目指す。後者の詳細は，患者は自治会（病棟内自助グループ）を組織して入院生活

や日課を自主的に運営すること，病棟の日課をこなすこと（病気に関する勉強会，ミーティング，抗酒剤服用，作業療法，レクリエーション，自助グループへの参加，飲酒歴発表）である。入院治療は開放病棟で行うことが原則である。なお，2000年から同センターでは，従来の久里浜方式から認知行動療法（久里浜式認知行動療法：患者の「酒をやめたい」「でも飲みたい」という両価的葛藤に焦点をあてる認知行動療法）を治療の中心に取り入れた，入院プログラムを開発してスタートさせている[6]。

　日本の代表的なセルフヘルプグループには断酒会やAA（Alcoholics Anonymous：無名のアルコホーリクたち）がある。前者は日本独自のセルフヘルプグループなのに対して，後者は世界共通のアルコール依存症者のためのセルフヘルプグループである。1935年，米国オハイオ州アクロンで出会った2人のアルコール依存症者，ビルとボブが始めた活動で，その後米国全体に，さらに世界各国に広まり発展してきた。AAには回復プログラムとして「12のステップ」があり，単に断酒するだけではなく，酒を必要としない新しい生き方に至ることが目指されている。断酒会も目指すところは同様である。ところで，断酒会やAAはミーティングを中心とした活動であるが，ほかに，スタッフの大半が回復者で構成されているアルコール依存症者のための中間施設もあり，MAC（メリノールアルコールセンター）などはその一つである。

引用文献

1) World Health Organization，融道夫，他（監訳）：ICD（International Classification of Disease)-10 精神および行動の障害—臨床記述と診断ガイドライン，新訂版，p 87，医学書院，2005

2) 洲脇寛：嗜癖行動障害の臨床概念をめぐって．精神神経学雑誌，106（10）：1307-1313，2004

3) 厚生労働省大臣官房統計情報部：平成 26 年 患者調査（傷病分類編）. http://www.mhlw.go.jp/toukei/saikin/hw/kanja/10syoubyo/dl/h26syobyo.pdf（2018年 2 月閲覧）

4) 警察庁刑事局組織犯罪対策部：平成 27 年における薬物・銃器情勢（確定値）訂正版. https://www.npa.go.jp/publications/statistics/yakuzyuu/data/h27_yakujyuu_jousei.pdf（2018 年 2 月閲覧）

5) 白倉克之, 他（編）：アルコール・薬物関連障害の診断・治療ガイドライン, pp 89-91, じほう, 2003

6) 澤山透：久里浜式認知行動療法の開発の経緯, 概要, そして今後の展望について—10 年後に振り返って再検討する. PREVENTION No. 218, 2010（www.al-yobouken.com/pdf/H22/PREVENTION_No.218.pdf）

11 | アディクション看護（2）

松下　年子

《目標&ポイント》
1）薬物使用障害の治療と看護とリハビリテーション（回復）の実際を学ぶ。
2）ギャンブル障害と買い物依存症の治療とリハビリテーション（回復）を
　学ぶ。
3）自傷行為を繰り返す人への治療と看護を学ぶ。
4）共依存と虐待（小児虐待・DV・高齢者虐待・障害者虐待）の関連と対応
　を学ぶ。
5）神経性やせ症・神経性過食症の病態と治療と看護，家族への支援につい
　て学ぶ。
《キーワード》　薬物使用障害，常容量依存，置換療法，共依存，DV，高齢者
虐待，神経性やせ症，神経性過食症，クロスアディクション

1. 薬物使用障害と看護

　依存対象となる薬物には違法薬と市販薬，処方薬がある。わが国で特異的に蔓延した非合法の薬物が覚せい剤である。戦後の「第1次覚せい剤乱用期」を皮切りに，1970年代には「第2次覚せい剤乱用期」に突入，1995年前後からは「第3次覚せい剤乱用期」に至った。第3次前後からは覚せい剤の価格が低下し，インターネットなどの通信手段の普及とともに薬物入手が安易となり，末端乱用者が増加している。ほかにもシンナーなどの有機溶剤乱用，近年は大麻やMDMA（錠剤型合成麻薬），一時期は危険ドラッグの乱用者が急増した。これらの大半は非合法の薬物

であるから携帯・使用すれば犯罪に相当する。

　しかし薬物使用障害は，病気ゆえに司法モデルのみならず医療モデルをもってアプローチする必要がある。たとえば，薬物使用障害者がいくら刑に服しても，依存症の治療やトリートメントを受けなければ再発（再使用）するのは目に見えている。過去において日本では，薬物事件の受刑者は刑の執行対象者であって治療の対象者ではなかった。したがって，刑務所を出所した依存症者が再入所を繰り返すという回転ドア現象が続いた（今もそれは変わってない）。このような事情は米国でも同様であり，米国では各州にドラッグ・コート（薬物使用障害者のみを対象とする裁判所）が設置されている。ここでは，薬物事犯のみの犯罪者に対してはストレートに刑務所収容せず，裁判所が本人に治療命令を出し，本人の同意があれば1〜2年ほどトリートメントセンターに入所あるいは通所させるという処遇プログラムが用意されている。日本では考えられないが，トリートメントが終了すると本人は無罪となって，犯罪歴も残らない。そして着眼したいのは，地域でトリートメントを受けた犯罪者のほうが，刑務所で処遇された者よりも再犯率が低いという事実である。薬物使用障害者を犯罪者という観点からのみ処遇しても，片手落ちであることを示している。

　次に，市販の鎮咳薬や鎮痛薬，感冒薬などの乱用，特に最近着眼されているのが処方薬依存である。自ら同時期に複数の医療機関を受診して処方薬（向精神薬）を入手しようとするというケースもあれば，医師が漫然と向精神薬を処方し続けて生じた常用量依存もある。後者に関しては，高齢者の場合に特に注意したい。いずれにせよ，現代のように薬物が入手しやすい社会にあって，特に違法薬物に関してはただ単に「使ってはいけない」だけでなく，「それでももし使ってしまったら，相談しなさい（相談してOK）」というメッセージが不可欠であろう。もちろん合

法薬物であっても，使用が止まらなければSOSを出してOKというこ
とを周知することが重要である。

　最後に加えたいのが，どれだけ薬物を使用したくても薬物がなければ
依存は成り立たない。逆にいえば薬物が存在するところでは依存症が発
生しやすいということである。したがって，麻薬を取り扱う看護師を含
む医療職者は，依存性薬物の危険性を熟知しておく必要がある。なお，
一般的に薬物使用障害者が精神科病院に入院するとき，本人は薬物乱用
に基因する精神症状を呈している。薬物の離脱症状ゆえに精神科急性期
治療病棟や依存症専門病棟が対象となる。表11-1[1]に，薬物の種類ごと
の薬物の作用と使用による中毒症状，離脱症状をまとめた。

　次に，薬物使用障害の急性中毒症状の治療と看護（離脱期・渇望期）
としては，まず離脱期の精神病状態に対しては薬物療法（向精神薬）を
中心に全身管理とリスクマネジメント（必要時行動制限）を行う。離脱
症状の観察とともに心身の安静を確保して自己洞察を促す。身体症状な
いし身体疾患の合併症にも留意する。家族への支援も大切である。家族
にはしっかり休養をとってもらい，家族教室などに参加してもらう。

　さらに渇望期には，患者の易刺激性，易怒性，情緒不安定が顕著にな
るので，支持的な態度で信頼関係を築いてコミュニケーションを図る。
さらなる自己洞察を促すとともに，プログラムの出席を守ってもらい（依
存症について理解するとともに，断酒が動機づけられることを目指す），
セルフヘルプグループへの参加を勧める。看護チームで対応する際は，
対応の枠組みを定め，患者の言動に振り回されないようにする。なお女
性の薬物使用障害者の場合は，摂食障害やアルコール使用障害などを併
発していることが多いので（クロスアディクション），合併症に対する治
療，看護も必要である。クロスアディクションとは，複数の対象に嗜癖
している状態をいい，アディクションの根っこの部分，すなわち本質は

第11章 アディクション看護 (2) | **181**

表 11-1 薬物ごとの作用と乱用による中毒症状，離脱症状

型	作用	中毒症状	離脱症状
モルヒネ型（モルヒネ・コデイン・ヘロイン	強い陶酔感と鎮痛作用，早い耐性形成。	縮瞳。	頻脈，発汗，よだれ，不安，興奮，虚脱状態。ヘロインはさらに激しくふるえ，鳥肌，あくび，吐き気，苦悶など。
バルビツール型（睡眠薬・鎮痛薬・抗不安薬）	アルコールと交叉耐性を示す（バルビツールの耐性ができるとアルコールに対しても同様の耐性が生じる）。	注意集中困難，記銘力・記憶力低下，感情不安定，意欲低下などの精神症状と，失調性歩行，筋緊張低下，構音障害などの身体症状。	頻脈，発汗などの自律神経症状，不安，興奮，けいれん，幻覚。薬物を減量するだけでも出現することがある。
コカイン型（コカイン・クラック）	中枢神経刺激効果（興奮作用），気分高揚，疲労回復。日本では麻薬に指定されている。	多幸感，多弁，脱抑制⇒（使用量が多く，使用期間が長くなると）抑うつ，被害関係念慮，精神病症状。コカイン精神病では被害妄想，追跡妄想，注察妄想，幻聴，幻視，体感幻覚など。コカインせん妄。	典型的な離脱症状（身体症状）はないが，不快症状がある。一時的な抑うつ気分，焦燥など。
大麻型（マリファナ）	幻覚発現作用。	陶酔感，幸福感，多弁，万能感，気分易変，攻撃性などの気分情動の変化と，錯視，幻視，聴覚過敏，幻聴，味覚の変化などの感覚・知覚変化と，支離滅裂などの思考障害。（長期間の乱用で）意欲低下，忍耐力低下，フラッシュバック。	不安，抑うつ，攻撃性，易怒性，不眠，食欲不振，体重減少，悪寒，疲労感など。
アンフェタミン型（アンフェタミン・メタンフェタミン）	交感神経刺激作用，逆耐性（次第に少量でも被害的幻聴や妄想が出現しやすくなる）とフラッシュバック。	頻脈，動悸，瞳孔散大，不眠，食思不振。覚せい剤精神病では興奮，幻聴，被害妄想，追跡妄想など。	典型的な離脱症状（身体症状）はないが，眠気やだるさなどの反跳現象[*2]がある。

表 11-1 つづき

型	作用	中毒症状	離脱症状
幻覚剤型（LSD，PCP，メスカリン，MDMA）	幻覚発現作用，PCP には強い麻酔作用も。	多幸感（グッドトリップ），恐怖感（バッドトリップ），散瞳，体温・血圧・心拍の上昇，食欲減退，不眠，幻覚妄想状態，離人感，抑うつ，精神錯乱，パニックなど。	なし。
有機溶剤型（ラッカー，シンナー，トルエン，ボンド）	神経抑制作用，幻覚発現作用。トルエンは麻酔作用も。	幻視（急性症状に多い），幻聴，被害妄想，意識障害，夢幻様状態，昏睡。	なし。
ベンゾジアゼピン型（臨床用量依存[*1]）	抗不安作用，催眠作用，筋弛緩作用，抗けいれん作用。	（常用量依存ゆえに「中毒症状」には該当しないが）眠気，集中力の低下，注意機能障害，記憶障害，認知機能障害，反射機能障害，転倒・骨折。	不安や不眠が改善されても内服し続ける中で中断すると，元来の不安・不眠の再燃，反跳現象[*2]や退薬症候[*3]が出現する。

[*1] 常用量依存と同じ。通常の臨床用量範囲内の（ベンゾジアゼピンの）継続的服用を急に中止すると症状が再燃したり，離脱症状が現れるため容易に中断できない状態をいう。
[*2] 薬剤によって抑制されていた症状が，一過性に薬剤服用前より強くなる現象をいう。
[*3] 離脱症状のことをいう。
奥平謙一：精神看護エクスペール 14　アルコール・薬物依存症の看護，pp96-104，中山書店，2005 の本文をもとに作成

変わらないことを示している。アディクションとは一線を引くが，境界性パーソナリティ障害の併発も多い。なお，米国マトリックス・モデルに準拠した認知行動療法の有用性が報告されて以降は，これをベースとした集団精神療法がプログラムとして導入されている。家族に対しては，「共依存」について勉強してもらい，患者の自立を促すことの重要性を理解してもらえるように支援する。

　退院後はいかに断薬を継続するかが課題となる。薬物使用障害のセル

フヘルプグループとしては NA（Narcotics Anonymous）があり，中間施設としてはダルク（DARC：Drug Addiction Rehabilitation Center）がある。これらの社会資源を利用することと，薬物使用障害者は就労などの社会経験が少ない人が多いことから，就業支援などのリハビリテーションも必要である。家族関係の修復を支援するとともに，トンネル現象（抑うつ・焦燥感・身体的愁訴）[2]やスリップ（再使用）への対応も求められる。なお，家族のセルフヘルプグループもあるので，それらを紹介してもよい。

2. ギャンブル障害と買い物依存症

ギャンブル障害は，DSM-5 では**表 11-2**[3]のように定義されている。ギャンブルは洋の東西を問わず，古代より文化の一要素（娯楽）として位置づけられてきた。カジノのように国やその地域の主要産業として繁栄してきたギャンブルもある。非合法賭博（暴力団）や犯罪に関連して社会問題化されたときもあった。現在日本では，パチンコ，パチスロ，競馬，競輪，競艇などが公認されているが，ギャンブルを楽しむ人とギャンブル障害者数は確実に増加しているという。ギャンブル障害は行動依存ゆえに，物質依存症のようにアルコールや薬物を入れる器（身体）が壊れるという事態に至らないため，金銭が入手できる限り（借金ができる人や消費者金融などがある限り）永遠に進行していくという怖い病気である。周囲が本人を助けようとすればするほど（借金の肩代わりをすればするほど）重症化していく病気でもある。多重債務を抱えた経済的困窮ケースにおいて，破産宣告をしながらも再び，ギャンブルを始めてしまう人もいる。初期の症状は嘘と借金であり，治療の大原則は，周囲が借金の肩代わりをしないことである。

治療に関しては精神療法や，精神症状があればそれに対応した薬物療

表 11-2　ギャンブル障害

A. 臨床的に意味のある機能障害または苦痛を引き起こすに至る持続的かつ反復性の問題賭博行で、その人が過去 12 か月間に以下のうち 4 つ（またはそれ以上）を示している。
　1）興奮を得たいがために、掛け金の額を増やして賭博をする要求。
　2）賭博をするのを中断したり、または中止したりすると落ち着かなくなる、またはいらだつ。
　3）賭博をするのを制限する、減らす、または中止するなどの努力を繰り返し成功しなかったことがある。
　4）しばしば賭博に心を奪われている（例：過去の賭博体験を再体験すること、ハンディをつけること、または次の賭けの計画を立てること、賭博をするための金銭を得る方法を考えること、を絶えず考えている）。
　5）苦痛の気分（例：無気力、罪悪感、不安、抑うつ）のときに、賭博をすることが多い。
　6）賭博で金をすった後、別の日にそれを取り戻しに帰ってくることが多い（失った金を"深追いする"）。
　7）賭博へののめり込みを隠すために、嘘をつく。
　8）賭博のために、重要な人間関係、仕事、教育、または職業上の機会を危険にさらし、または失ったことがある。
　9）賭博によって引き起こされた絶望的な危機状況を免れるために、他人に金を貸してくれるように頼む。
B. その賭博行動は、躁病エピソードではうまく説明されない。

American Psychiatric Association 著，日本精神神経学会（日本語版用語監修），高橋三郎，大野　裕（監訳）：DSM-5　精神疾患の診断・統計マニュアル，p578，医学書院，2014

法があるが，ほかのアディクションへの移行や重複がないように留意する必要がある。セルフヘルプグループの貢献も大きく，本人を対象とした GA（Gamblers Anonymous）やその家族を対象としたセルフヘルプグループ（ギャマノン：Gam-Anon）もある。ほかの依存症と同様に，いかに家族が本人の責任を引き受けないで支援するかが課題の1つである。

　なお，借金が続く限り進行してしまう病気の代表としてもう1つ，買い物依存症がある。今はネットによる購買も普及しているため，ネット

への依存と重複した形で問題化しているケースも少なくない。必ずしも当初から高価なものを購買するとは限らず，最初は日常品レベルのものを必要以上に購入していたのだが，次第に金銭感覚が麻痺していき，高価な洋服や装飾品などを購入するようになるというケースもある。いずれにせよ，自分の財布や銀行口座の金額を顧みることなく，あるいは顧みても購買衝動を抑えきれずに，購入してしまう。その後いくら後悔しても，喉元過ぎれば熱さ忘れるというように，後悔したことなどすっかり忘れて元の木阿弥となり，最終的には借金で首が回らなくなる。

また，買い物依存症の特徴の1つともいえるが，本人は購入したものを必ずしも使うとは限らない。購買という行動そのものに依存している。高価な商品を購入するときの「客」という立場が，非日常性につながって魅入られると述べる人もいる。買い物による高揚感と優越感，その後の罪悪感のサイクルが生じて，ストップが利かなくなるという構図である。本人の心の根底に抱えている空虚感や不安感，孤独感，不全感といったものに着眼したアプローチが求められる。

3. 自傷行為を繰り返す人への看護

　自傷行為とは，手首切傷（リストカット）やアームカット，不適切な薬物摂取（過量服薬・薬物乱用），瀉血など自分の身体への侵襲的な行為をいうが，過度なボディピアスやタトゥー，拒食，過食嘔吐，下剤や利尿剤の不適切な使用もある意味で自傷行為といえるかもしれない。アルコール使用障害も時間をかけた自傷行為である。このような行動の背景には，これまでに述べたようなアディクションの病理があり，そのような行為を通じてSOSを出す，生き残るという見方もできなくもない。

　自傷行為そのものは病名ではない。複数の精神疾患に認められる症状の1つ（アクティングアウト：行動化）である。ではどのような疾患に

それが多いかというと，境界性パーソナリティ障害や解離性障害，統合失調症，うつ病などである。また今，学校で問題となっているのは，生徒や学生が，同級生や仲間が自傷行為をするのを目にして，その対処行動を模倣し結果的に，自傷行為が周囲に伝播していく現象である。

　自己治療仮説では，乱用物質はその薬理作用が心理的苦痛の軽減に役立つがゆえに患者に選択されるととらえる。化学的解離仮説では，ヘロイン依存症者がヘロインを使用する動機の少なくとも一部は，耐えがたい体験や精神状態に直面した際，解離症という心理的解離で苦痛に対処するのと同じ理由で，薬物の使用によって化学的解離を自己治療的に自ら引き起こして苦痛に対処するという。また，重要他者との間に生じた慢性的な対人トラウマ，すなわち家庭外での事故や自然災害といったトラウマではなく，むしろ家庭内での重要他者がかかわる慢性的な対人関係のトラウマが，境界性パーソナリティ障害や解離性障害の発症に関連していることが紹介されている[4]。これらの説は自傷行為にもおそらく共通するものであり，自傷行為を繰り返す人は，自傷行為が心理的苦痛の軽減に役立つがゆえに，また，長期にわたる耐えがたい体験や精神状態を解離症の患者が心理的解離で対処するのと同じような意味合いで自傷行為を繰り返すと考えられる。その背景には，家庭内の慢性的な対人関係のトラウマが関与している可能性があるということである。

　ほかにも，なぜ自分の身体を嗜癖的に傷つけるのかという点で，1つは身体の可塑性への固執がある。その背景には，コントロールできるはずがない現実に対する耐性の低下，現実から逃避したいという衝動を抑えきれないコントロールの低下をみることができる。問題なのは，当初は生き残るために自傷行為が選択されていたとしても，次第にその行為が本人の命の消滅を招くことである。たとえば本人にはそういった行為を通じて，他者の関心を得ようとする心性がなくはなかったかもしれな

い。しかし，それを繰り返すうちにより多くの他者の関心を得ようとするようになり（関心を引くこと自体に嗜癖し），一方で，そうした行為による葛藤の解消効果も軽減していくという悪循環である。結局，自傷行為を通じても苦痛に対処できなくなれば，死の選択に至ることは想像に難くない。

精神科病棟の看護師としては，自傷行為をする患者に対して淡々と傷の処置をし，そのかかわりの中で自傷という形ではなく，こころの葛藤を他の形で表現する，言語化していくことを促すことになる。また，なぜ自傷してしまうのかを自己洞察するよう促す。そのためには患者との信頼関係を構築すること，一方で，不適切な依存関係を作らないためにも，一定の枠組みをもってチームでアプローチすることも大切である。

4. 共依存と虐待への対応

共依存とは，両者が一緒にいることで互いの自立を妨げている状況をいう。その不都合を当人は気づかない場合もあれば，薄々わかっているにもかかわらず相手を希求し合う場合もある。いずれにせよ「病的な関係性」であり，結果的に当人ないし周囲の人に支障をきたし，両者は相手の存在によって共に自立できない状態となる。そして共依存の人には，「（そのようなことをされて）普通なら離婚する，別れるだろうと思われる状況でも，別れない」「普通なら逃げるだろうと思われる状況でも，逃げない」といった姿勢，対象へのこだわりが見られる。その心のありようは，依存対象にのめり込む，あるいはこだわり続ける依存症者のそれと酷似する。ただし，依存症者が一見，どちらかというと自己中心的な印象をもたれやすいのに対し，共依存の人は一見，その逆である。しかし実は，共依存の人は，自分が主人公となって自分の人生を生きるのではなく，他者の人生に必要以上に関与し，他者を世話したりコントロー

ルする中で，自身の生きがいや生きる意義を見いだそうとする。

他者の人生の中で生きるという形をとりやすい。「自分は共依存だった」と称するある人は，「自分のことはこれっぽっちも考えたくなかった，自分のことを考えるのが辛かったから」「寂しくて悲しくて，それらの負の感情には永遠に蓋をしておきたかった」と述べている。また，共依存の人は自分の人生を自分のために生きることに対して，深い罪悪感をもっているとも指摘されている。いずれにせよ，そうした共依存の人と依存症者がペアになれば，依存症者は共依存の人に支配（操作）された人生を，共依存の人に寄りかかりながら生き続けることになる。

もう1つ加えたいのは，依存症者と共依存の人が抱えている問題の本質が共通しているため，依存症の人が共依存に移行することもあればその逆もあるということである。共依存は依存症の1つであり，共依存と依存症はコインの表裏の関係にある。さらに，あらゆる種類の依存症の根底にあるのが人への依存であり，共依存でもある。以上を理解して，虐待をとらえなおすことが求められる。虐待は人権侵害であり，訴えられれば犯罪である。しかし，共依存であったり，行為依存の側面も併せもつ。たとえば養護者による（家庭内の）高齢者虐待の場合，被虐待者が虐待されていることを認識していても，それを他者に言わなかったり（SOSを求めなかったり），否認したり，せっかく分離しても自らの意思でまた虐待者のところに戻ってしまうことがある。対処困難事例であればあるほど，虐待者と被虐待者間にはこれまでの歪んだ関係性，今となっては紐解けない病的な関係，すなわち共依存の病理がうかがわれることが多い。

高齢者虐待に限らず多くの家庭内の虐待は，「関係性」の障害であるからして，二者がいて関係性がなければ，つまり被虐待者と虐待者が「同じ時空間」に存在しなければ起こり得ない。そういう意味では，両者の

「分離」が最も確実な支援方法となる。ただし，両者がより質の高い人生や生活を送れるようにと考えたとき，援助職者は大いに悩むことになる。それと，虐待事例にかかわる人は，人権侵害を防止するために尽力するが，被虐待者や虐待者がどのように生きるか，どのような生活を選ぶかはある意味で，当事者の自由である。自分たちで了解しているかのように見える不適切な二者関係に，何の権利をもって介入するのか，それも税金を使って，嫌われながら入っていかねばならないのかというジレンマに援助職者は陥る。DV（Domestic Violence：配偶者間暴力）やデートDVも同様である。

　歪んだ関係性に依存しているために，わかっていてもその人（虐待者）から離れることができない。挙句の果てに，「自分が悪いから殴られる」「殴られても仕方のない私」といった自責的な認識に至る。このような段階に突入したら既に，被虐待者からのSOSを期待することはできない。周囲の者が物理的に，迅速に被虐待者を救い出さなければならない。ただしここで注意したいのは，必ずしも被虐待者の共依存的な心性でDVや虐待が起きているケースばかりではないことである。実際に，SOSを求めたくても，逃げ出したくても恫喝されて動けない人もいる。そのような人たちに「共依存」というレッテルを貼ってしまうと，二重に苦しむことになる（ダブル被害）。「共依存」と見ることで解決策が見いだせそうであれば，そこではじめて「共依存」と見立てる意味がある。

　次に，乳幼児や子どもへの虐待についてである。多くの場合は子ども側に非はない。高齢者虐待やDVの場合は，それまでの両者の関係性の結果として虐待をとらえることができるが（そのような関係を作ってきたのは両者の責任であるが），子どもの場合，子どもの存在はあくまでもニュートラルである。育てづらい子，癇癪を起こしやすい子といった個性があるにしても，それがあるからといってすべての親がそれを理由に

わが子を虐待するわけではない。子どもを虐待する母親の中には，自身が虐待されて育った経験をもつ，あるいは何かしらのアディクションや精神的問題を抱えているケースが少なくない。親の育て方を模倣して再現していく者もいるが，本来の養育の仕方を学ぶ機会がなかった結果といえるかもしれない。

　次に，共依存との関連性が強い性依存について説明する。セックスという行動への依存の側面もあれば，対象となる人への依存という側面もあるが，後者の1つは，パートナーと別れたら直ちに次のパートナーを作らないといられないという心性（常に付き合っている人がいる状態，時に，複数の人と付き合っている状態）である。その中でも典型的なのが，「依存症や何かしらの問題をもった人」への依存，そういう人としか長く付き合うことができないというパターンである。「問題を抱えている人だから」「駄目な人だから私が助けてあげる」という意識的，無意識的な気持が生じているという。他者を支援することで自分の承認欲求を満たすという点からは，共依存そのものといえよう。

　最後に，暴力というコミュニケーションと暴力の連鎖（役割交代と世代伝播）の問題がある。虐待は対象が子どもであれ配偶者であれ，また高齢者や障害者であれ，人を対象とした暴力行為である。そしてその暴力が，一定の人に対して繰り返される場合は，結果的にその暴力が，両者間のコミュニケーションの1つになっていることがある。暴力を振るう人が，馴染み親しんだコミュニケーションをもって被害者とつながっているという構図である。また，長い時間をかけて被虐待者から虐待者へと役割転換していく現象（虐待された人が虐待する人に移行していくという現象），たとえば，親に虐待されて育った子どもが成人になり，年を経て老いたその親を虐待するケース（それまで身体的・精神的虐待を受けてきた息子が，父親がパワーダウンするとともに，今度は自分が虐

待者となって父親を虐待する）もあれば，前述したように，虐待されて育った人が自分の家族をもつと，自分の新しい家族構成員に暴力を振るうケースなどもある。暴力の再現，暴力の世代を超えた伝播，すなわち「暴力の連鎖」ともいえる現象である。また高齢者虐待の役割交代の例としては，結婚当初から長い暴力を受けてきた妻が，「病気で寝たきり状態になった夫を静かに虐待する」という話がある。ここでいう静かな虐待とは，相手に怒鳴るとか暴力を振るうのではなく，たとえば4時間おきにおむつ交換すべきところを6時間おきに交換する，2時間おきに体位交換するのが望ましいのに4時間おきにするなど，地味で消極的な虐待のことである。

　暴力は本人が自覚しているか否かは別として，「他者を支配（コントロール）する」ことである。暴力は，歪んだコミュニケーションのありようであるとともに，コントロールやパワーへの依存としてとらえることもできる。コミュニケーションのありようや依存であるがために，役割交代や世代伝播という現象も生じる。こうした誤ったコミュニケーションをどのように修正するのか，それには援助職者の支援や，当事者の自己洞察や学びによる気づきが必須であろう。虐待当事者の二者間に何らかの変化を起こせれば，その結果として家族システムにも変化が生じる。虐待をそれまでの家族の歴史や変遷の「結果」としてだけではなく，「通過点」「スタート点」として見ることができるはずである。

5. 神経性やせ症・神経性過食症の看護

　わが国で神経性やせ症・神経性過食症（摂食障害）が急増したのは1970年代である。その背景として，その頃思春期の娘をもった母親の自立の問題（娘への依存）や，父親の存在の薄さ（戦後の女性の社会進出・家父長制度の消退），娘の「大人になりたくない」心性などがあると指摘

されたこともあったが，これも家族というシステムの病としてとらえることが可能であり，それによって解決方法を見いだすことができる。家族というシステムに変化が起きるように介入すればよいわけである。システムの1メンバーが短期間，ゲームから降りるというのも一方策である。交流分析では，時間の使い方を① ひきこもり，② 儀式，③ 活動，④ 気晴らし・ひまつぶし，⑤ ゲーム，⑥ 親交に区分し，なかでも⑥ 親交が最も意義ある時間の構造化であるとしている[5]。家族が機能不全状態にあるということは，家族の構成メンバーが無意識のうちに終わりのない，非生産的で無意味なゲームに参加し続けていると解釈できる。患者の大半は女性であり，発症は学童期（10歳代前半）もあるがほとんどは思春期である。ダイエットをきっかけとすることが多い。ただしダイエットをした人が皆摂食障害になるわけでないことから，多様な要因が存在すると考えられる。予後については，10歳代の発症で家族調整や環境調整をもって比較的スムーズに回復するケースもあれば，選択的セロトニン再取り込み阻害薬（SSRI）などの抗うつ薬の処方を得て，それなりに社会適応していくケースもある。

　その一方で，精神科病院への入退院を何度も繰り返す難治例もある。その場合は30歳代，40歳代以降になっても治癒しない，あるいは寛解と再発を繰り返すというパターンである。病院につながらないケースも少なくない（それなりの社会適応）。特に近年は，境界性パーソナリティ障害やうつ病，窃盗癖（盗食癖）などの合併を伴うケースが増加し，摂食障害の病態像は大きく変化している。なお，DSM-5における神経性やせ症の診断基準を**表11-3**[3]に，神経性過食症の診断基準を**表11-4**[3]に示した。神経性やせ症には，拒食期のみのケースと，拒食からスタートしたものの途中から過食に移行するパターン，あるいは拒食期と過食期を繰り返すパターンがある。この場合の過食期には，自己誘発性嘔吐や，

第11章　アディクション看護 (2)　|　**193**

表11-3　神経性やせ症/神経性無食欲症

> A．必要量と比べてカロリー摂取を制限し，年齢，性別，成長曲線，身体的健康状態に対する有意に低い体重に至る。有意に低い体重とは，正常の下限を下回る体重で，子どもまたは青年の場合は，期待される最低体重を下回ると定義される。
> B．優位に低い体重であるにもかかわらず，体重増加または肥満になることに対する強い恐怖，または体重増加を妨げる持続した行動がある。
> C．自分の体重または体型の体験の仕方における障害，自己評価に対する体重や体型の不相応な影響，または現在の低体重の深刻さに対する認識の持続的欠如。

American Psychiatric Association 著，日本精神神経学会（日本語版用語監修），高橋三郎，他（監訳）：DSM-5　精神疾患の診断・統計マニュアル，p332，医学書院，2014

表11-4　神経性過食症/神経性大食症

> A．反復する過食エピソード。過食エピソードは以下の両方によって特徴づけられる。
> 　(1) 他とははっきり区別される時間帯に（例：任意の2時間の間で），ほとんどの人が同様の状況で同様の時間内に食べる量よりも明らかに多い食物を食べる。
> 　(2) そのエピソードの間は，食べることを制御できないという感覚（例：食べるのをやめることができない，または，食べるものの種類や量を抑制できないという感覚）。
> B．体重の増加を防ぐための反復する不適切な代償行動。例えば，自己誘発性嘔吐，緩下剤・利尿薬・その他の医薬品の乱用，絶食，過剰な運動など。
> C．過食と不適切な代償行動がともに平均して3か月間にわたって少なくとも週1回は起こっている。
> D．自己評価が体型および体重の影響を過度に受けている。
> E．その障害は，神経性やせ症のエピソード期間にのみ起こるものではない。

American Psychiatric Association 著，日本精神神経学会（日本語版用語監修），高橋三郎，大野　裕（監訳）：DSM-5　精神疾患の診断・統計マニュアル，pp338-339，医学書院，2014

緩下剤・利尿剤・浣腸の乱用にて体重をコントロールしようとすることが多い。なお過食エピソードについては，上記診断を得るまでにはいかない食生活の失調として，一過性に生じることもある。

次に，摂食障害の治療である。身体症状については内科的治療（脱水，電解質異常，栄養障害に対しては補液，栄養補給（高カロリー輸液療法））が，食行動の異常や問題行動，認知およびボディイメージの歪みなどについては行動療法や認知行動療法などの精神療法が，抑うつ・不安・強迫性・焦燥感・衝動性などの精神症状に対しては向精神薬などによる薬物療法が行われる（SSRI が適応されることが多い）。行動療法の場合は，たとえば体重増加とともに行動制限を緩和していくといった計画を本人の同意を得て実行する。集団療法なども適応される。

　次に摂食障害患者への看護について述べる。基本は，患者は体重増加に対して強い抵抗をもっていることや，食行動への強いこだわりを有することを了解し，看護師自身が患者の体重の増減や食行動の異常にとらわれすぎないことである。むしろそのような患者の心性の背後に，何があるのかをアセスメントすること，患者の訴えや話を傾聴して共感すること，信頼関係を構築して「何が苦しくてそのような行動をとるのか」について，本人の洞察を促すように支援することが重要である。患者は完璧主義であったり（自分に対しても理想を求める），自己評価が低かったり（その分プライドが高かったり），病識がなかったり（安静が必要なのにもかかわらず過度に活動するなど），時に，他者に食事を強要したり，盗食するなどの問題行動を起こすこともある。このような特徴を理解しつつ，患者が食生活を中心に生活のリズム作りができるように援助すること，肯定的な自己評価ができるようにフィードバックしていくことも必要である。特に，患者の抵抗ゆえに看護師が陰性感情をもつ可能性があることに留意したい。

　なお，体重減少や身体的衰弱が著しい場合は，まずは身体面の全身管理と安全を優先し，身体合併症などの防止や早期発見に努める必要がある。高カロリー輸液（中心静脈栄養）などで急激に栄養補給がなされる

と，リフィーディング（再栄養）症候群が生じることもある。リフィーディング症候群とは，飢餓状態に近い状況下で急に栄養が投与されたために，糖や電解質が血管から細胞内に移行して重篤な不整脈を生じたりすることである。また摂食障害患者の身体症状としては，体重減少や無月経（女性の場合）のみならず，拒食や自己誘発性嘔吐の繰り返しなどによる低カリウム血症などの電解質異常，不整脈や腎障害，口内炎や歯の脱落などもある。詳細な観察とケアが必要である。

　最後に，患者の家族に対する支援についてである。摂食障害患者にはいわゆる「良い子」，少なくとも過去はそうであったことが多く，その分，親の当惑は大きい。自分たちの育て方が悪かったのではないかと悩むこともある。一方で，患者に対して否定的な感情を抱えて非難したり，患者から遠ざかろうとする家族もいる。したがって，上述したように，摂食障害は家族というシステムの機能不全の結果であるとともに，SOSでもあること，回復に向けたスタート地点でもあることを十分に認識したうえで，家族を全面的に支持していくことが大切である。心理教育的なアプローチをもって，家族メンバーそれぞれが患者と自分，患者とその他の家族メンバー，自分とその他の家族メンバー間の関係性について洞察してもらうことも必須であろう。最後に，摂食障害は精神面と身体面，両方のケアを特に要するという観点からは，多職種によるチームアプローチが欠かせない。

引用文献

1) 奥平謙一：精神看護エクスペール14　アルコール・薬物依存症の看護，pp 96-104，中山書店，2005
2) 小沼杏坪：薬物依存症に対する治療・処遇と回復支援における光と影—急性期治療から地域生活支援まで．精神神経学雑誌，113（2）：172-182，2011

3) American Psychiatric Association, 日本精神神経学会（日本語版用語監修），高橋三郎, 他（監訳）：DSM-5　精神疾患の診断・統計マニュアル, 医学書院. 2014
4) 小林桜児：アディクションと解離の視点から見た成人のメンタルヘルス支援. 日本社会精神医学会雑誌, 21（3）：329-333, 2012
5) 國分康孝：カウンセリングの理論, pp 210-240, 誠信書房, 1996

12 | 精神科リハビリテーション

田辺有理子

《**目標＆ポイント**》
1）精神保健医療福祉施策の変遷を理解する。
2）障害および精神科リハビリテーションの概念を学ぶ。
3）精神科リハビリテーションのプログラムの実際を学ぶ。
《**キーワード**》 精神科リハビリテーション，退院支援，レジリアンス，ストレングス，作業療法，生活技能訓練（SST）

1. 精神科の長期入院と地域移行支援

　わが国の精神科医療の歴史を振り返ると，精神疾患になると人里離れた病院に入院させられ，退院することなく病院の中で一生を終えるという収容型の施策が長く続いてきた。1987（昭和62）年の精神衛生法から精神保健法への改正で，法の目的に精神障害者の社会復帰促進が掲げられ，精神科医療が収容型から退院の支援へと転換した。その後もゆっくりではあるが，入院中心の医療から地域生活の支援へという政策が推進された。また，1993（平成5）年の障害者基本法の成立によって，障害として身体障害，知的障害と並んで精神障害が定義され，障害者の自立および社会参加の支援が施策の基本として位置づけられ，医療と福祉が協働する基盤が整備された。

　長く続いた収容型の医療によって，精神科においては疾患の治療の必要がないのに，退院の受け入れが整わないために入院が長期化する社会的入院が多いことが深刻な問題となっている。2004年には，精神保健医

療福祉の改革ビジョン「入院医療中心から地域生活中心へ」という基本方針が打ち出され，精神保健医療福祉体系の再編と基盤強化が進められるに至った。この改革ビジョンの枠組みとして，「国民の理解の深化」，「精神医療の改革」，「地域生活支援の強化」が示された（33 ページ**図 2-2** 参照）。しかし，受け入れ条件が整えば退院可能といわれた社会的入院を解消しようとする取り組みは，順調には進まず，改革ビジョンにおいて 10 年間で約 7 万床を減らす目標を掲げたが，2002 年から 2014 年で 1 万 8 千床の減少にとどまり，今なお退院支援の取り組みが精神科医療における重要な課題となっている。

　長期入院精神障害者の地域移行を進めるための支援として厚生労働省が掲げた具体的方策を紹介する。まず，退院に向けた支援として，病院スタッフからの働きかけや，外部の支援者とのかかわりを通して，退院に向けた意欲の喚起，そして，本人の意向に沿った移行支援がある[1]。

2. 障害の概念

　精神科リハビリテーションを学ぶうえで，まず障害の概念を確認する。身体障害，知的障害，精神障害など「障害」という言葉が使われるが，この「障害」とは何であろうか。ここでは 2 つのモデルを紹介する。

　1980 年に WHO（世界保健機関）が ICIDH（国際障害分類：International Classification of Impairments, Disabilities and Handicaps）（**図 12-1**）を発表した。これは，「疾病または変調（disease or disorder）」によって，生物学的な「機能障害（impairment）」が生じ，それによって日常生活の「能力障害（disability）」が引き起こされ，「社会的不利（handicap）」が生じるという因果関係を示した障害モデルである。このモデルによって，障害が構造的に整理された[2]。

　その後の議論を経て，2001 年に国際障害分類は ICF（国際生活機能分

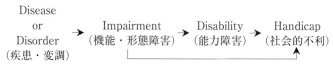

図 12-1　WHO 国際障害分類（ICIDH）（1980）
上田　敏：第 9 回修正国際疾病分類の障害分類(案)．総合リハビリテーション，5：616-619．医学書院，1977

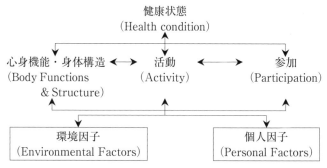

図 12-2　国際生活機能分類（ICF）（2001）
障害者福祉研究会：ICF 国際生活機能分類―国際障害分類改訂版．中央法規出版，p17，2002

類：International Classification of Functioning, Disability and Health）（図 12-2）に改訂された[3]。ICF の「生活機能」という言葉には，障害というマイナス面だけではなく，障害者がもつプラスの面に着目しようとする画期的な視点の転換がある。これはマイナスを無視するものではなく，「心身機能」と「機能障害」，「活動」と「活動制限」，「参加」と「参加制約」というように，プラスとマイナスとの関係をみていくものである。このモデルは，人の健康状態にはさまざまな要素が相互に影響し合っているととらえ，生活機能や障害を多面的にとらえている。

　精神障害は精神疾患の発病と並行して生じると考えられるため，障害

の特性を踏まえた対応が不可欠である。ICFのモデルに当てはめてみると、「心身の機能」としては，精神疾患による認知機能の障害などがある。症状や対人関係の障害が生きづらさや生活への影響として「活動」に影響を与えることも考えられる。さらに地域の生活や就労，社会参加といった「参加」の障害も生じてくるといえる。

また，ICFには環境因子と個人因子の2つの構成要素からなる背景因子が示されている。人を取り巻く「環境因子」として建物や自然環境，交通などの物的環境だけではなく，家族や友人などの人的環境，医療，保健，福祉などのサービスや制度といった制度的環境も含めて，広く環境ととらえている。「個人因子」についても年齢，性別，生活歴，価値観，ライフスタイルなど，多くの因子があげられている。特に「個人因子」は人の個性に近いものであり，人の個性の尊重という点では，支援を考えるうえで重要な要素である。

ICFを用いることにより，障害や疾病を持った人やその家族，保健医療福祉分野の従事者が障害や疾病の状態について共通理解を持つことができる。また，サービスの計画や評価，記録など実際的な手段として提供することができることが期待されている。

3. 精神科におけるリハビリテーション

（1）リハビリテーションの定義

リハビリテーションとは何か。1968年にWHOは，「リハビリテーションとは，医学的，社会的，教育的，職業的手段を組み合わせ，かつ相互に調整して，訓練あるいは再訓練することによって，障害者の機能的能力を可能な最高レベルに達せしめること」と定義した。リハビリテーションの主要4分野として，医学的リハビリテーション，社会リハビリテーション，教育リハビリテーション，職業リハビリテーションを**表12-1**[4]

第12章　精神科リハビリテーション　| **201**

表12-1　リハビリテーションの4分野

分野	定義
医学的 リハビリテーション	個人の身体的機能と心理的能力，また必要な場合には補償的な機能を伸ばすことを目的にし，自立を獲得し，積極的な人生を営めるようにする医学的ケアのプロセス（世界保健機関，1969年）
職業 リハビリテーション	障害者が適切な職業に就きそれを維持することができるように計画された職業的サービス（たとえば，職業指導，職業訓練および選択方式による職業紹介）の提供を含む，継続的で調整されたリハビリテーションプロセスの一部（世界労働機関 ILO　勧告第99号「障害者の職業リハビリテーションに関する勧告」，1969年） 職業指導，訓練，適職への就職など，障害者がふさわしい雇用を獲得し，または職場に復帰することができるように計画された職業的サービスの提供である（WHO医学的リハビリテーション専門家委員会，1969年）
教育 リハビリテーション	障害のある児童や人の能力を向上させ潜在能力を開発し，自己実現を図れるように支援することを目的とした，学齢前教育，学齢期教育，大学・大学院などの高等教育，社会人を対象とする社会教育や障害教育なども含む，ライフサイクルを包含する幅広い教育活動
社会 リハビリテーション	社会生活力（SFA：Social Functioning Ability）を高めることを目的としたプロセス。社会生活力とは，様々な社会的な状況の中で，自分のニーズを満たし，一人ひとりに可能な最も豊かな社会参加を実現する権利を行使する力を意味する。

公益財団法人日本障害者リハビリテーション協会：厚生労働省平成22年度障害者総合福祉促進事業「知的障害者・精神障害者等の地域生活を目指した日常生活のスキルアップのための支援の標準化に関する調査と支援モデル事例集作成事業」資料より改変

に示す。

　その後，国際障害者年の1981（昭和56）年にWHOによって，「リハビリテーションは，能力低下やその状態を改善し，障害者の社会的統合を達成するためのあらゆる手段を含んでいる。さらにリハビリテーショ

ンは障害者が環境に適応するための訓練を行うばかりでなく，障害者の社会的統合を促すための全体としての環境や社会に手を加えることも目的とする。そして障害者自身，家族，彼らが住んでいる地域社会が，リハビリテーションに関係するサービスの計画や実行に関わり合わなければならない」と定義された。

また，1982（昭和57）年に国連総会で採択された国連・障害者世界行動計画において，リハビリテーションは「身体的，精神的，社会的に最も適した機能水準の達成を可能にすることによって，各個人が自らの人生を変革していくための手段を提供していくことを目指し，かつ時間を限定したプロセスである」と定義され，身体的な機能回復にとどまらず，精神的，社会的な側面から広くとらえている。

こうした動きのなかで，わが国においては1981年の厚生白書に「リハビリテーションとは障害者が一人の人間として，その障害にもかかわらず人間らしく生きることができるようにするための技術的及び社会的，政策的対応の総合的体系であり，単に運動障害の機能回復訓練の分野だけをいうのではない」と示された。また，同時期わが国のリハビリテーション医学の礎を築いてきた上田[5]は「リハビリテーションとは障害者が人間らしく生きる権利の回復，すなわち『全人間的復権』にほかならない」と表している。リハビリテーションというと，一般には身体的な機能回復のための訓練がイメージされやすいが，精神的，社会的な側面を含み，障害があっても人としてあたりまえに暮らすことを目指す諸活動としてとらえることができる。

（2）精神科リハビリテーションとは

精神科におけるリハビリテーションは，病気の症状で生じる生活のしづらさを改善し，安定した生活を送れるようにすることを目的としてい

る。具体的には症状の軽減，二次的障害の予防，生活の立て直しや調整による社会復帰の促進，再発の予防などであり，疾患の回復段階に応じたリハビリテーションが必要である。精神科リハビリテーションの対象者は疾患と障害が共存しているため，疾患の治療と障害に対するリハビリテーションを並行して行うことが求められる。

　精神科リハビリテーションが提供される場や実施方法は多岐にわたっている。リハビリテーションプログラムが提供される場としては，医療機関では作業療法や精神科デイケアなど，地域では精神保健福祉センター，地域活動支援センターなど，精神障害者を支える機関において，さまざまな形態で実施されている。また近年は就労支援などの職業リハビリテーションも提供されている。

　実施方法は，作業療法，生活技能訓練，心理教育などの多様なプログラムがある。特に長期入院患者の退院に向けては，金銭管理やコミュニケーションなどの生活技能のほか，外出・外泊，退院後に利用する社会資源やサービスの調整など，退院後の生活に沿った個別の支援が求められる。

　精神科リハビリテーションにおいては，多職種による協働が不可欠である。医師や看護師のほか，精神保健福祉士，作業療法士，臨床心理士らの医療福祉の専門職が連携してプログラムを実施している。

（3）長期入院患者の退院支援

　入院が長期化するほど，退院が難しくなる。入院が長期化すると，病棟の管理下におかれた単調で受身的な生活によって，病院の外への関心が低下し，意欲が削がれ，ひきこもりや依存性，退行など，収容型の集団生活が長期化することで生じる施設症といわれる二次的な弊害を生じる場合がある。社会への適応力やセルフケアが低下したままで退院して

も，地域社会での生活に適応できずに，病状が悪化して再入院してしまうこともあり，こうして「回転ドア現象」と呼ばれる入退院の繰り返しを招くこともある。そうならないためにも，退院後の生活を継続できるように十分なケアマネジメントが必要となる。

また，長期入院の退院支援だけでなく，入院を長期化させない支援が重要である。精神保健福祉法の改正によって，2014（平成26）年から医療保護入院については退院後生活環境相談員を選任し，患者およびその家族らに対して退院後の生活環境に関し適宜相談および支援を行うことが義務づけられた。退院後生活環境相談員は，医療保護入院者が可能な限り早期に退院できるよう，患者の退院支援のための取り組みにおいて中心的役割を果たすことが求められ，多職種連携のための調整を図ることに努めるとともに，行政機関を含む院外の機関との調整にも努めるものとされる。医療保護入院者およびその家族らからの相談に応じるほか，退院に向けた意欲の喚起や具体的な取り組みの工程の相談などを積極的に行い，退院促進に努める。

4. 生きる力と強さに着目した援助

ここで，精神科リハビリテーションを考えるうえで，重要なキーワードを押さえておく。いずれも精神疾患をもつ当事者の強みや健康的側面に着目して，当事者が主体的にその力を発揮できるように支援しようとする考えを基盤としている。

（1）レジリアンス

レジリアンス（resilience；レジリエンスともいう）は，「精神的な回復力」「抵抗力」「耐久力」「治癒力」などを意味する。精神医学の領域では，精神疾患を脆弱性モデル，ストレスモデル，生物心理社会モデルなどに

よって理解しようとしてきた。現代の精神医学において，レジリアンスモデルというパラダイムの転換が注目されている。患者の主体性を尊重した治療という考え方である。このモデルは，発病の誘因となる出来事，環境，あるいは病気そのものを跳ね返し，克服する復元力，回復力を重視・尊重した発病の予防，回復，リハビリテーションに向かおうとするものである[6]。

（2）リカバリー

リカバリー（recovery）には，「回復」「取り戻す」という意味がある。しかし，精神科リハビリテーションにおいては，単に失われた機能を回復させるというだけではなく，精神障害者がそれぞれの自己実現や自分が求める生き方を主体的に追求するプロセスとしてのリカバリーの考え方を踏まえたかかわりが重要となる。人が精神障害をもつプロセスにおいても，また回復していくプロセスにおいても，誰か人との相互作用があり，また環境が影響をおよぼしている。社会において，人を取り巻く周囲の人々との関係を含めた支援が必要となる。本人が希望を取り戻し，自分の長所を認め，人生や生活に意味を見いだして主体的に取り組めることが重要である。

（3）ストレングス

ストレングス（strength）とは，その人がもつ力，能力，長所である。人は誰しも，弱さ（ウィークネス）と強さ（ストレングス）を持っている。精神障害者の回復を支援するうえで，疾患の症状や脆弱性などのマイナス面にばかり着目するのではなく，その人のもつ「強さ」や「健康面」といった力（レジリエンス）にも着目することが求められる。また，過去ばかりではなく，これからの可能性を見据えたかかわりが重要であ

る。このような，プラスの面に着目した支援の姿勢が支援者に求められる。これは，人のウィークネスを解決しマイナスを減らすだけでなく，本人のストレングスを伸ばしていくストレングスモデルのアプローチである。前述の ICIDH（国際障害分類）では，機能障害，能力障害，社会的不利といったマイナス面をとらえていたが，ICF（国際生活機能分類）では，心身機能・構造，活動，参加といったプラスとマイナスを含めて人をとらえる視点を持つことから，このストレングスモデルの考え方に近いものである。

（4）エンパワメント

エンパワメント（empowerment）は，本人が本来持っている力を湧き出させることである。エンパワー（empower）は「能力や権限を与える」という意味であり，疾患や障害あるいは社会環境や制度のなかで力を発揮できないパワーレス（powerless）の状態にある当事者に対して，希望を与え，勇気づけ潜在的な力を発揮できるように支援し見守る姿勢が重要である。当事者自身が治療グループのメンバーや仲間との相互作用のなかで，体験や感情の分かち合いを通して，自分の強みや力に気づき自身のコントロール感を獲得していくことが，エンパワメントにつながると考えられる。

5. リハビリテーションプログラム

精神科病棟において実施されているリハビリテーションプログラムの一部として，心理社会的療法について，概要とプログラムの流れを紹介する。

表 12-2　グループの治療因子

①希望をもたらすこと
②普遍性
③情報伝達
④愛他主義
⑤社会適応技術の発達
⑥模倣行動
⑦カタルシス
⑧初期家族関係の修正的繰り返し
⑨実存的因子
⑩グループの凝集性
⑪対人学習

アーヴィン・D・ヤーロム，他，川室
優(監訳)：グループサイコセラピーヤー
ロムの集団精神療法の手引き，金剛出
版，pp23-42，1991

（1）集団精神療法

　患者に対して個別のプログラムを提供するだけでなく，患者と専門職とで構成されるグループ内における集団力動（グループダイナミクス）を活用した集団精神療法が行われている。個人精神療法では，医師や心理士など専門の訓練を受けた者が患者との関係のなかで，心理的な抑圧を軽くしたり，適応できるように行動を変えたりしながら人格の成長と発達を助けることを目的として，言語的・非言語的な精神療法的介入を行う[7]。これに対して集団精神療法では，グループダイナミクスを活用して，患者が対人スキルを練習し，他者と助け合い，感情を共有し，そうした体験を通して自己洞察を深めることができる。ヤーロムは，グループによる効果を 11 の治療因子として示している[8]（**表 12-2**）。

（2）作業療法

　作業療法とは，身体または精神に障害のある者に対し，主としてその応用的動作能力または社会的適応能力の回復を図るため，手芸，工作その他の作業を行わせることである（理学療法及び作業療法士法　昭和40年6月29日）。作業療法士の指導のもと，手工芸，パソコン，園芸，音楽，書道，スポーツなどの軽作業を通して楽しみや達成感，充実感といった感情の回復を図ることを目的としたリハビリテーションプログラムである。これにより日常生活や社会参加に必要な能力の回復，維持が期待できる。

　精神科病院においては，病棟ごとに作業療法士が担当しながら個別・集団による作業療法を行っている場合が多い。作業療法の導入にあたっては，心身機能などの基本的能力，日常生活動作（ADL：Activity of Daily Living）や手段的日常生活動作（IADL）などの応用的能力，仕事，学業，家庭内役割などの社会的能力，そして人的・物理的な環境資源などを評価しながら，目標設定や作業プログラムを立案して実施する。

　作業療法によって得られる効果としては，症状の改善，生活リズムの改善，対人関係の改善，などが期待される。作業に集中することで，幻覚や妄想といった症状から離れ，情緒や思考・行動の安定を図り，健康的な機能を促進することができる。また，得意分野や馴染みのある活動を行うことにより自信を回復したり，現実的な能力を知ったりすることもある。入院生活において，決まった時間にプログラムに参加する，活動することにより，生活リズムを改善することができる。さらに，同じ作業に取り組むなかで他者との会話が生まれ，共同活動のなかで協調性を育み対人関係の練習をすることができる。

　楽しさを体感しながらやる気や意欲を向上させるという意味合いもあり，看護師も作業療法に参加しながら，同じ作業や集団のゲームを通し

て健康的な力を引き出す役割を担う。

（3）心理教育

　精神障害者やその家族に対して，薬の特徴や治療法，対処法などを利用しにくい問題を持つ人やその家族，療養生活に必要な知識や情報を提供し，再発を予防するための教育的アプローチを行う。心理教育は患者や家族の知識だけではなく，患者や家族のこれまでの行動を理解し，患者や家族の相互交流のなかで本人が自分に合った対処法を見つけていくためのプログラムである。治療者が一方的に情報提供するのではなく，患者や家族のスキルを尊重しながらより健康的な対処法に少しずつ形を変えていく。正しい知識を学ぶことで病気に対する理解を深め，病気との付き合い方や前向きに治療に取り組む姿勢を身につけることができる。対処能力の向上および互いに助け合うエンパワメントの機能もある。

　心理教育は医師，看護師，精神保健福祉士，臨床心理士や薬剤師などの多職種チームで提供するプログラムであり，患者や家族を中心に職種間の協働性を発揮することが効果的である。

　各回でテーマを決めて，数回シリーズのプログラムとして実施されることが多く，治療者が病気の特徴や症状，治療経過，予後など，治療法，服薬の方法，症状への対処法，病気との付き合い，社会資源の活用などについて，情報提供を行いながら，双方向のやり取り，集団療法の場合は，グループワークやディスカッションを交えて相互作用を効果的に活用していく。

　家族にとって，患者の病気の受容・理解には長い時間がかかる。家族にとっても，病気の知識を身につけ，体験を分かち合い，本人への接し方を身につけることが求められる。家族会や家族教室などの場があることが望ましい。

集団のプログラムへの抵抗感や参加できない場合においても，個別の心理教育や面会時のかかわりのなかで，心理教育的アプローチを行うことができる。病棟では，面会時に家族へ患者の様子を伝え，治療の経過や今後の見通し，家族にとって必要な情報を具体的に伝える。入院前の暴力行為や治療の中断への不安など，家族が退院に抵抗を示すこともあるが，家族への心理教育を通して，不安を軽減していく。家族へ本人の希望を伝え，たとえば患者に家族と過ごしたいという希望があれば，一緒に散歩に出かける，外食する，外泊する，などのように段階的に家族と過ごす時間をもつように家族を支援していくことも必要である。

（4）認知行動療法

認知行動療法は，1970年代に米国のアーロン・T・ベックがうつ病に対する精神療法として開発したものである。認知行動モデルや行動療法の学習理論を背景として発展してきた[9]。わが国では，1980年代後半から注目され，うつ病に対する認知療法・認知行動療法を実施し，効果が認められたことで，2010年から診療報酬に組み込まれた。現在はうつ病や双極性障害などの気分障害をはじめ，不安障害や身体表現性障害，ストレス関連障害，パーソナリティ障害，摂食障害，統合失調症などの精神疾患に対する治療効果および再発予防効果が報告され，広く取り入れられている。

認知とは物事のとらえ方や解釈であり，行動とはその人のセルフケアやコミュニケーション，活動全般を指す。認知行動療法では，患者の認知のゆがみに着目し，現実に沿った判断ができるように修正し，患者自身が認知や行動，気分，身体状態を見つめ，より適応的な認知と行動に改善できるように取り組む。

①はじめの挨拶
②新しい参加者を紹介する
③SSTの目的とルールを確認する
④宿題の報告を聞く
⑤練習課題を明確にする
⑥ロールプレイを用いて練習する

　ドライ・ラン（練習課題の普段の場面をやってもらう）
　　場面設定と相手役の設定
　正のフィードバック（できているところを賞賛する）
　修正のフィードバック（もっと良くなると思う点を提案する）
　修正して再演・必要ならモデリングを行う
　良くなった点のフィードバック
　修正された行動を確認

⑦宿題を設定する
⑧まとめ
⑨終わりの挨拶

図12-3　SST基本訓練モデルの流れ

（5）生活技能訓練（SST：Social Skills Training）

　精神障害を持つ人は，特有の対人関係の障害や日常生活上の課題に優先順位をつけながら効率よく対処することが不得手な場合がある。このような障害を生活能力障害という。それが社会への適応をより困難にし，日常生活全般におけるストレスを感じ，再発の引き金となることがある。このような生活能力障害を軽減するため，社会で生きていくうえで他者とのコミュニケーションを有効に活用するための対人関係技能の訓練や，服薬や疾患に伴う症状を自己管理する技能を身につける訓練，またIADLにかかわる日常生活技能を高める訓練を行うのが，社会生活技能訓練である。

　生活技能訓練（SST，**図12-3**）は，1970年代にアメリカで開発された認知行動療法である。退院して地域に暮らす患者の再入院（回転ドア現

象）を防止するために対人行動学習を体系化し，主に精神科デイケアで SST を実施するようになった。1988 年リバーマンが日本に導入，その効果が認められ 1994 年に「入院生活技能訓練療法」として診療報酬化されて普及が進んだ。

デイケアや精神科病棟で集団療法として実施されるほかに，訪問看護などの場面において一対一で個別に実施する場合もある。また，かつては統合失調症の慢性期にある患者が中心的な対象であったが，今ではそれ以外の精神疾患を抱える患者や，患者の家族を対象としても応用されるようになっている。

集団療法として行うプログラムは，5〜10 名の患者に対し，1〜2 名のスタッフで構成されたグループで実施される。1 回のセッションは 45〜90 分，1 週間に 1〜5 回と実施施設におけるマンパワーやプログラムの目的などにより，その実施の形式はさまざまである。SST は，患者の希望や自発性から出発することを基本とし，練習する課題は，患者と話し合いながら，決めていく。対人関係を良好に維持する方法や，病気や薬との付き合い方，ストレスへの対処法などについて，個々の課題を定めて練習する。たとえば，「体調がすぐれないことを周囲の人に伝えたい」，「薬の副作用について主治医に質問したい」といった日常生活の身近なテーマを設定する。

SST のグループでは，メンバーが協力して教え合い，練習者の目標が達成されるようにサポートする。また，マイナス面よりもプラス面に注目する。肯定的な雰囲気のなかで仲間同士で助け合う体験を積み重ねることがメンバーのエンパワメントにつながり，グループを通して自分自身の感情に気づき，表現することが治療効果としても注目されている。

引用文献

1) 厚生労働省：長期入院精神障害者の地域移行に向けた具体的方策の今後の方向性（2014 年 7 月 14 日報告書）

2) 上田　敏：第 9 回修正国際疾病分類の障害分類（案），総合リハビリテーション，5：616-619，医学書院，1977

3) 障害者福祉研究会：ICF 国際生活機能分類—国際障害分類改訂版，中央法規出版，p17，2002

4) （公財）日本障害者リハビリテーション協会：厚生労働省平成 22 年度障害者総合福祉推進事業「知的障害者・精神障害者等の地域生活を目指した日常生活のための支援の標準化に関する調査と支援モデル事例作成事業」（http://www.dinf.ne.jp/doc/japanese/resource/jiritsu/suisin22/H230420_model.pdf）

5) 上田　敏：リハビリテーションを考える—障害者の全人間的復権，序文，青木書店，1983

6) 加藤　敏，他：レジリアンス—現代精神医学の新しいパラダイム，金原出版，pp2-23，2009

7) アーヴィン・D・ヤーロム，他，川室　優（監訳）：グループサイコセラピー—ヤーロムの集団精神療法の手引き，金剛出版，p13，1991

8) アーヴィン・D・ヤーロム，他，川室　優（監訳）：グループサイコセラピー—ヤーロムの集団精神療法の手引き，金剛出版，pp23-42，1991

9) 大野　裕：認知療法・認知行動療法治療者用マニュアルガイド，星和書店，2010

13 | 地域生活を支える看護

田辺有理子

《**目標＆ポイント**》
1）障害者支援の施策を理解する。
2）精神障害者の地域生活を支えるための制度を学ぶ。
3）訪問型の支援，生活支援，就労支援の実際を学ぶ。
《**キーワード**》 アウトリーチ，地域生活支援事業，就労支援，多職種アプローチ，精神保健福祉手帳

1. 医療福祉施策の動向

（1）障害者施策の動向

わが国の障害者施策は，障害の有無によって分け隔てられることなく，すべての人が人格と個性を尊重し合いながら共生する社会実現を目指して，展開されている[1]。取り組みの経過としては，1982（昭和57）年に国連障害者の十年の国内行動計画として，障害者施策に関する初めての長期計画である「障害者対策に関する長期計画」を策定した。以降，1993（平成5）年に後継計画を，2002（平成14）年には，1993（平成5）年に改正された障害者基本法に基づく障害者基本計画を策定し，2018（平成30）年には第4次基本計画が示された[1]（**表13-1**）。このように，ノーマライゼーションとリハビリテーションの理念のもと，障害者施策を推進してきた。

また，2015（平成27）年には，国連の「障害者の権利に関する条約」の締結に向けた国内制度整備の一環として，障害者差別解消法（障害を

表 13-1　障害者基本計画の概要

障害者基本法に基づき策定される，政府が講ずる障害者の自立及び社会参加の支援等のための施策の最も基本的な計画
基本理念：全ての国民が障害の有無にかかわらず等しく基本的人権を享有するかけがえのない個人として尊重されるという理念にのっとり，全ての国民が障害の有無によって分け隔てられることなく相互に人格と個性を尊重し合いながら共生する社会の実現
精神保健・医療について
入院中の精神障害者の早期退院（入院期間の短縮）及び地域移行を推進し，いわゆる社会的入院を解消するための取り組みを通じて精神障害者が地域で生活できる社会資源を整備する。
・精神科デイケアの充実や外来医療，多職種によるアウトリーチ（訪問支援）の充実を図る。
・居宅介護などの訪問系サービスの充実や地域相談支援（地域移行支援・地域定着支援）の提供体制の整備を図る。
・精神障害者の地域移行の取り組みを担う精神科医，看護職員，精神保健福祉士，心理職等について，人材育成や連携体制の構築等を図る。

表 13-2　障害者差別解消法（平成 28 年 4 月施行）

・障害を理由とする差別等の権利侵害行為の禁止
・社会的障壁の除去を怠ることによる権利侵害の防止
・国による啓発・知識の普及を図るための取り組み

理由とする差別の解消の推進に関する法律）が制定され，障害者への合理的配慮が求められるようになっている（**表 13-2**）。

（2）障害福祉サービスの変遷

　障害福祉サービスなどの障害保健福祉施策として，2005（平成 17）年の障害者自立支援法が制定され，2012（平成 24）年には，障害者総合支援法（障害者の日常生活および社会生活を総合的に支援するための法律）が制定され，障害福祉サービスの充実などによって障害者の日常生活お

表 13-3　こころのバリアフリー宣言

「こころのバリアフリー宣言」 ―精神疾患を正しく理解し，新しい一歩を踏み出すための指針―

あなたは絶対に自信がありますか，心の健康に？
　第1：精神疾患を自分の問題として考えていますか（関心）
　　・精神疾患は，糖尿病や高血圧と同じで誰でもかかる可能性があります。
　　・2人に1人は過去1か月間にストレスを感じていて，生涯を通じて5人に1人は精神疾患にかかるといわれています。
　第2：無理しないで，心も身体も（予防）
　　・ストレスにうまく対処し，ストレスをできるだけ減らす生活を心がけましょう。
　　・自分のストレスの要因を見極め，自分なりのストレス対処方法を身につけましょう。
　　・サポートが得られるような人間関係づくりにつとめましょう。
　第3：気づいていますか，心の不調（気づき）
　　・早い段階での気づきが重要です。
　　・早期発見，早期治療が回復への近道です。
　　・不眠や不安が主な最初のサイン。おかしいと思ったら気軽に相談を。
　第4：知っていますか，精神疾患への正しい対応（自己・周囲の認識）
　　・病気を正しく理解し，焦らず時間をかけて克服していきましょう。
　　・休養が大事，自分のリズムをとりもどそう。急がばまわれも大切です。
　　・家族や周囲の過干渉，非難は回復を遅らせることも知ってください。

社会の支援が大事，共生の社会を目指して
　第5：自分で心のバリアを作らない（肯定）
　　・先入観に基づくかたくなな態度をとらないで。
　　・精神疾患や精神障害者に対する誤解や偏見は，古くからの習慣や風評，不正確な事件報道や情報等により，正しい知識が伝わっていないことから生じる単なる先入観です。
　　・誤解や偏見に基づく拒否的態度は，その人を深く傷つけ病状をも悪化させることさえあります。
　第6：認め合おう，自分らしく生きている姿を（受容）
　　・誰もが自分の暮らしている地域（街）で幸せに生きることが自然な姿。
　　・誰もが他者から受け入れられることにより，自らの力をより発揮できます。
　第7：出会いは理解の第一歩（出会い）
　　・理解を深める体験の機会を活かそう。
　　・人との多くの出会いの機会を持つことがお互いの理解の第一歩となるはずです。
　　・身近な交流の中で自らを語り合えることが大切です。
　第8：互いに支えあう社会づくり（参画）
　　・人格と個性を尊重して互いに支えあう共生社会を共に作り上げよう。
　　・精神障害者も社会の一員として誇りを持って積極的に参画することが大切です。

　　　厚生労働省：今後の精神保健医療福祉のあり方等に関する検討会資料

よび社会生活の総合的な支援が進められている。精神障害者の福祉サービスなどについては，精神保健福祉法に定められていたものが，同法の制定によって，身体障害，知的障害とともに精神障害に関するサービスも組み込まれることとなった。同法によるサービスのうち，特に精神障害者の地域生活を支える支援については，抜粋して後述する。

　身体障害，知的障害，精神障害が一本化されて，障害福祉施策が推進されてきたが，精神障害・精神疾患に対する誤解や偏見は根強く残り，精神障害者が住み慣れた地域で生活していくうえでは，障壁がある。精神疾患の急性期に見られる症状によって，誤解や偏見を生じやすい。また，精神障害者を施設に収容し，地域社会から隔離する体制が長く続いた歴史的な背景や，事件などにおける一部報道が誤解や偏見を助長してきた可能性もある。

　精神疾患を正しく理解し，新しい一歩を踏み出すための指針として，こころのバリアフリー宣言が出された。これはすべての国民を対象として，精神疾患や精神障害者に対しての正しい理解を促すための基本的な情報を8つの柱として整理したもので，精神障害者に対する理解を深めるとともに，傍観者にならず精神障害者を受け入れ，ともに活動することを呼びかけている（**表13-3**）[2]。

2. 地域生活を支える支援者の姿勢

　障害を持つ人が住み慣れた地域で本人の希望する形で生活を送るために，生活における課題や目標希望を明らかにし，ニーズに沿って課題を解決するための関係機関職種と連携しながら，サービスの調整を行い，包括的に支援していくことが求められる。

　精神科においては一定割合の長期入院があるが，入院による治療は本来一次的なものであり，医療と地域生活は連続線上にある。入院中は医

療が中心となるが，疾患の治療と並行して，早期から退院後の地域における生活を想定していくことが求められる。本人の生活の場を中心に考えたケアマネジメントの視点で援助を構築することが重要である。

また，支援者は，疾患に関する知識とケア技術に加えて利用者の生活ニーズを把握する力が必要であり，多様なサービスの中から利用者のニーズに応じてサービスの活用をコーディネートする力が必要である。

精神障害者の地域生活を支援するために，ケアマネジメントの手法が用いられる。いくつかのモデルがあるが，主に対象者のニーズをアセスメントし，必要な社会資源やサービスの利用を調整（プランニング）し，計画に基づいて，介入やサービス提供を行い，その経過を観察（モニタリング）して，成果を評価して再度計画を立てるという流れで進められる。ここには，本人の希望やニーズという本人の主体性の重視，計画策定には多職種チームのケア会議によって支援の連携が重視されるなど，精神科リハビリテーションにおける基本姿勢が反映される。

3. 精神保健医療福祉に関するサービス

人が暮らしていく基礎となるものを「衣食住」と表現することがある。これは，障害の有無にかかわらず，人の暮らしに必要な条件である。これを，精神障害を持つ人が地域で暮らしていくための条件として考えると，医（衣），職（食），そして友（人とのつながり）なども，必要になるだろう。しかし，精神障害を持ちながら，就労によって生活を維持するだけの収入を得ていくことは容易ではない。ここで，精神障害を持つ人が地域で暮らしていくために，必要なサービスを，継続した医療支援，住居，日中の居場所，就労支援，そして経済面の支援について紹介する。

（1）通院医療

2014（平成26）年度厚生労働省患者調査によれば，わが国において精神疾患を持つ人は，392.4万人，そのうちの入院が31.3万人であり，361.1万人は外来に通院している。精神疾患を持っても精神科病院に入院するとは限らず，多くは通院治療を受けながら，地域で生活している。精神疾患の多くは，長期にわたる治療が必要とされ，安定した状態を維持して生活を続けるためには，通院による受療行動を継続していく必要がある。しかし，いったん症状が改善されると，通院が途絶えて医療から離れてしまうことがある。医療への不信感もまた通院を中断させる要因となるだろう。定期的な通院のためには，患者と医師をはじめとする医療者との信頼関係が重要である。外来の看護師には，患者が医療を継続できるように支援していく役割がある。

（2）訪問活動とアウトリーチサービス
①行政（市町村・保健所）の保健師による訪問支援

保健師には，担当する地域のすべての住民に対して，健康の増進に関する働きかけを行う権利と責任がある。行政保健師は特定の医療機関に所属せず，主治医の指示とは関係なくケアを提供できる。医師の訪問指示によらず，保健師が訪問の必要性を判断する。医療に対する不満や不信感がある患者に，中立な立場からアプローチすることができる。

また，保健師が担う役割として，未治療・治療中断の事例を見出し，適切な医療・ケアにつなげるという「掘り起し機能」がある。精神障害者およびその家族や同居者の求めがなくても，近隣住民が健康に暮らす権利を脅かされているときは，地域担当の保健師に対処を求めることができる。関係機関と連携しながら，当事者の望む生活と近隣の状況のバランスを考慮した支援を構築する。

②医療機関および訪問看護ステーションによる訪問看護

　患者が治療を受けている医療機関が訪問看護を実施することがある。入院患者の退院支援として，退院前訪問を行いながら退院に向けて準備を進め，患者本人や家族，ときには地域の住民が退院を受け入れられるように支援していく。精神疾患の特徴として，新しい人間関係を築くことが不得手な場合もあり，入院中から継続した看護を提供できる点は，医療機関からの訪問看護の利点である。

　精神科病院からの訪問看護のほかに，訪問看護ステーションにおいても精神疾患患者の訪問が増えてきている。訪問看護を行うためには，主治医からの依頼（指示）が必要であり，主治医が地域のケアの責任，決定権を持ち，訪問看護師は，指示に従って訪問および看護ケアを提供する。

　精神科訪問看護において提供する看護ケアは，観察や会話を通してのモニタリング機能やコミュニケーションそのものが看護ケアとなるが，他の診療科と比べると身体的なケアや処置が少なく，また患者との関係構築がケアの提供に影響することから，看護の成果や提供した看護ケアを評価しにくい場合がある。具体的には，食事，活動，整容など日常生活の維持や生活技能の獲得，対人関係能力の維持向上のための支援，家族関係の調整，症状，服薬行動，薬物療法，対象者の病識などのモニタリング，身体症状のモニタリング，関係機関職種との連携，地域生活を維持していくための社会資源に関する情報提供や利用のための調整などがあげられる。また，患者とのかかわりを通して，患者自身が自己効力感を高め，自信をつけられるように，肯定的なフィードバックを用いたエンパワメントの姿勢が重要である[3]（**表 13-4**）。

③多職種によるアウトリーチ支援

　重い精神障害をもった人であっても，地域社会のなかで自分らしい生

第13章 地域生活を支える看護 | **221**

表 13-4 訪問看護のケアの内容

① 日常生活の維持/生活技能の獲得・拡大
　食生活・活動・整容・安全確保等のモニタリング，技能の維持向上のための
　ケア
② 対人関係の維持・構築
　コミュニケーション能力の維持向上の援助，他者との関係性への援助
③ 家族関係の調整
　家族に対する援助，家族との関係性に関する援助
④ 精神症状の悪化や増悪を防ぐ
　症状のモニタリング，症状安定・改善のためのケア，服薬・通院継続の関わ
　り
⑤ 身体症状の発症や進行を防ぐ
　身体症状のモニタリング，生活習慣への助言・指導，自己管理能力を高める
　援助
⑥ ケアの連携
　施設内外の関連職種との連携・ネットワーキング
⑦ 社会資源の活用
　社会資源に関する情報提供，利用のための援助
⑧ 対象者のエンパワメント
　自己効力感を高める，コントロール感を高める，肯定的フィードバック

瀬戸屋　希，萱間真美，宮本有紀，他：精神科訪問看護で提供されるケア内容—精神科訪
問看護師へのインタビュー調査から．日本看護科学会誌，28：41-51，2008

活を実現・維持できるよう包括的な訪問型支援を提供するケアマネジメ
ントモデルとして，ACT（Assertive Community Treatment：包括的地
域生活支援）がある。これは，米国で発展してきたモデルで，わが国に
おいても活動が広がりつつある。このモデルの特徴として，その人を中
心に据えた支援（person-centered service）であること，その人の長所
や能力に着目し伸ばそうとする支援（strength model）であること，リ
カバリー（recovery）を目指すこと，看護師・精神保健福祉士・作業療
法士・精神科医などからなる多職種チームアプローチであること，包括
的なケアマネジメントであることなどがあげられる。

表 13-5　共同生活援助

サービスの位置づけ	障害者総合支援法に基づく訓練等給付
対象	生活介護や就労継続支援などの日中活動を利用している障害者で，地域において自立した日常生活を営むうえで，食事や入浴などの介護や，相談などの日常生活上の支援を必要とする者。
介護サービス包括型	指定共同生活援助事業者自らが，入居者に介護の提供を行う。生活支援員を配置。
外部サービス利用型	指定共同生活援助事業者は，自ら介護の提供はしない。外部の指定居宅介護事業者に入居者への介護の提供を委託。生活支援員は配置されない。
サテライト型住居	本体居住施設におおむね 20 分以内の場所での 1 人の定員の住居形態。食事・余暇等は本体施設で実施。本体住居の職員が定期巡回。
低所得者への助成費制度	入居者に所得に応じ上限 1 万円の助成。

　具体的な支援方法としては，利用者の生活の場へ赴くアウトリーチ（訪問）であり，365 日 24 時間の支援体制であり，スタッフ 1 人に対し担当する利用者は 10 人以下と濃厚な支援で，地域生活を中心とした支援を提供している。

（3）住まい
①グループホーム（共同生活援助）

　夜間や休日，共同生活を行う住居で，相談や日常生活上の援助を行う。入浴，排せつ，食事の介護などの必要性が認定されている場合には該当のサービスが提供される。地域で自立した生活を営むうえで，相談や日常生活に援助が必要な人を対象とする。日中は，デイケアや地域活動支援センター，就労移行支援や就労継続支援などのサービスを利用する。

第13章　地域生活を支える看護　| **223**

表 13-6　デイケア・ナイトケア

① 精神科デイケア	1 日 6 時間
② 精神科ナイトケア	1 日 4 時間午後 4 時以降
③ 精神科デイナイトケア	1 日 10 時間
④ 精神科ショートケア	1 日 3 時間

厚生労働省：第 18 回今後の精神保健医療福祉のあり方等に
関する検討会資料より

　入居者間の交流を保ちながら一人で暮らしたいというニーズに応える
ためにサテライト型住居もある（**表 13-5**）。

②福祉ホーム（地域生活支援）

　住居を必要としている人に，低額な料金で居室などを提供するととも
に，日常生活に必要な支援を行う。

（4）日中の居場所・活動

①精神科デイケア・精神科ナイトケア[4]

　精神科デイケアは，地域における居場所と日中の活動プログラムを提
供する精神科通院医療の 1 つであり，作業療法士，看護師，精神保健福
祉士，臨床心理士技術者らの医療チームによって提供される。精神科デ
イケアは，1974 年に診療報酬に新設された。昼間の 6 時間のプログラム
のほか，現在は午後 4 時以降に行う 1 日 4 時間のナイトケア，デイケア
とナイトケアを連続して 1 日 10 時間行うデイナイトケア，1 日 3 時間行
うショートケアがある（**表 13-6**）。受診や訪問看護など，一日の参加が難
しい場合や，長時間の支援のなかで地域生活を維持していく場合など，
当事者の状況に応じて利用の方法が選べる。医療機関のほか，保健所や
精神保健福祉センターでも実施されている。

　プログラムには，SST，心理教育，レクリエーション，作業療法，軽作

業，料理などがある。デイケアの活動を通して利用者が対人関係能力の改善，社会生活の技術の向上などを図るほか，定期的に通うことで規則正しい生活リズムを整え，症状の再燃や再入院を予防するなどの目的がある。

②地域活動支援センター（地域生活支援）

通所型のサービスで，創作的活動または生産活動の機会の提供，社会との交流などを行う。

（5）就労支援

①就労移行支援

一般就労を希望し，知識・能力の向上，実習，職場探しなどを通じ，適性に合った職場への就労などが見込まれる障害者で65歳未満の者が対象となる。

提供されるサービス内容としては，一般就労などへの移行に向けて，事業所内や企業における作業や実習，適性に合った職場探し，就労後の職場定着のための支援などを実施することである。通所によるサービスを原則としつつ，個別支援計画の進捗状況に応じて，職場訪問などによるサービスを組み合わせる。標準期間を2年以内に設定している。

②就労継続支援

一般企業などでの就労が困難な人に，働く場を提供するとともに，知識および能力の向上のために必要な訓練を行う。雇用契約を結ぶA型と雇用契約を結ばないB型がある。

就労継続支援A型（雇用型）は，利用開始時点で65歳未満であり，就労機会の提供を通じ，生産活動にかかわる知識および能力の向上を図ることにより，事業所との雇用契約に基づいて継続的に就労可能な障害者が対象となる。

提供されるサービス内容は，通所により，雇用契約に基づく就労の機会を提供するとともに，一般就労に必要な知識，能力が高まった者について一般就労への移行に向けた支援を行うことである。利用期間による制限はない。

就労継続支援Ｂ型（非雇用型）は，就労移行支援事業などを利用したが雇用に結びつかない者や，一定年齢に達している者などであって，就労の機会を通じ，生産活動にかかる知識および能力の向上や維持が期待される障害者を対象とする。企業などや就労継続支援事業（Ａ型）での就労経験がある者で，年齢や体力の面で雇用されることが困難となった者，50歳に達している者または障害基礎年金１級受給者，あるいは前者に該当しない者で，就労移行支援事業者によるアセスメントにより，就労面に係る課題などの把握が行われている者などが含まれる。

提供されるサービス内容は，通所により，就労や生産活動の機会を提供（雇用契約は結ばない）するとともに，一般就労に必要な知識，能力が高まった者は，一般就労などへの移行に向けて支援を行うことである。利用期間の制限はない。

（6）相談の場
①計画相談
・サービス利用支援

　障害福祉サービスなどの申請に係る支給決定前に，サービス等利用計画案を作成し，支給決定後はサービス事業者等との連絡調整などを行うとともに，サービスなど利用計画の作成を行う。

・継続サービス利用支援

　支給決定されたサービスなどの利用状況の検証（モニタリング）を行い，サービス事業者などとの連絡調整などを行う。

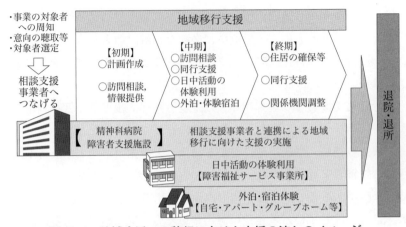

図 13-1　地域生活への移行に向けた支援の流れのイメージ
厚生労働省ホームページ：地域生活における共生の実現に向けて新たな障害保健福祉施策を講ずるための関係法律の整備に関する法律について

②地域相談支援

・地域移行支援（図 13-1）[5]

障害者支援施設，精神科病院，保護施設，矯正施設などを退所する障害者，児童福祉施設を利用する 18 歳以上の者などを対象として，地域移行支援計画の作成，相談による不安解消，外出への同行支援，住居確保，関係機関との調整などを行う。

・地域定着支援

居宅において単身で生活している障害者などを対象に常時の連絡体制を確保し，緊急時には必要な支援を行う。

（7）生活を支える制度・経済的支援

生活保護制度：経済的困難の程度に応じて国が最低限の生活を保障する。
障害年金制度：年金に加入していた人が障害者として認定され，収入を

得ることが困難になった場合に一定額を年金の形で支給する。

通院医療費（自立支援医療）：自己負担1割，負担金の上限あり。

精神障害者保健福祉手帳：

①**手帳の等級**

1級：精神障害であって，日常生活の用を弁ずることを不能ならしめる程度のもの（おおむね障害年金1級に相当）。

2級：日常生活が著しい制限を受けるか，日常生活に著しい制限を加えることを必要とする程度のもの（おおむね障害年金2級に相当）。

3級：日常生活若しくは社会生活が制限を受けるか，または日常生活若しくは社会生活に制限を加えることを必要とする程度のもの（おおむね障害年金3級に相当）。

②**受けられるサービス**

・全国一律に行われているサービス

公共料金等の割引：NHK受信料の減免。

税金の控除・減免：所得税，住民税の控除，相続税の控除。自動車税・自動車取得税の軽減（手帳1級）。

その他：生活福祉資金の貸付。手帳所持者を事業者が雇用した際の障害者雇用率へのカウント障害者職場適応訓練の実施。

・地域・事業者によって行われていることがあるサービス

公共料金等の割引：鉄道，バス，タクシーなどの一部の運賃割引。携帯電話料金の割引，上下水道料金の割引，心身障害者医療費助成，公共施設の入場料等の割引。

手当の支給など：福祉手当，通所交通費の助成，軽自動車税の減免。

その他：公営住宅の優先入居。

③有効期限

手帳の有効期限は交付日から2年間が経過する日の月の末日。

④写真の添付

2006年の障害者自立支援法施行に伴い手帳に写真が添付された。

(8) 精神保健福祉センター

精神保健福祉に関する技術的中核機関として，都道府県（指定都市）ごとに精神保健福祉センターが置かれている。地域住民の精神的健康の保持増進・精神障害の予防・適切な精神医療の推進から社会復帰の促進，さらには自立と社会経済活動の参加促進の援助を目的とし，医師，精神保健福祉士，臨床心理技術者，保健師，看護師，作業療法士の職種で構成される。

精神保健福祉センターは，以下の役割を担っている。

企画立案：地域精神保健福祉を推進するため，都道府県の精神保健福祉主管部局および関係諸機関に対し，精神保健福祉に関する提案，意見具申などをする。

技術指導及び技術援助：地域精神保健福祉活動を推進するため，保健所，市町村および関係諸機関に対し，専門的立場から，積極的な技術指導および技術援助を行う。

人材育成：精神保健福祉業務に従事する職員等に，専門的研修等の教育研修を行い，技術的水準の向上を図る。

普及啓発：都道府県規模で一般住民に対し精神保健福祉，精神障害の正しい知識，精神障害者の権利擁護などの普及啓発を行う。保健所および市町村が行う普及啓発活動に対して協力，指導及び援助を行う。

調査研究：地域精神保健福祉活動の推進，精神障害者の社会復帰の促進，自立と社会経済活動への参加の促進などの調査研究を行い，資料を提供

する。

精神保健福祉相談：精神保健および精神障害者福祉に関する相談および指導のうち，複雑または困難なものを行う。

組織育成：家族会，患者会，社会復帰事業団体など都道府県単位の組織の育成に努めるとともに，保健所，市町村並びに地区単位での組織の活動に協力する。

精神医療審査会の審査に関する事務：精神医療審査会の開催事務および審査遂行上必要な調査その他当該審査会の審査に関する事務を行う。

自立支援医療（精神通院医療）および精神障害者保健福祉手帳の判定：精神障害者保健福祉手帳の申請に対する判定業務および障害者自立支援法による自立支援医療（精神通院医療）の支給認定を行う。

引用文献

1) 内閣府：障害者施策の総合的な促進―基本的枠組み．http://www8.cao.go.jp/shougai/suishin/wakugumi.html（2017.1.17）
2) 厚生労働省：今後の精神保健医療福祉のあり方等に関する検討会資料
3) 瀬戸屋　希，萱間真美，宮本有紀，他：精神科訪問看護で提供されるケア内容―精神科訪問看護師へのインタビュー調査から．日本看護科学会誌，28：41-51，2008
4) 厚生労働省ホームページ：第18回今後の精神保健医療福祉のあり方等に関する検討会．http://www.mhlw.go.jp/shingi/2009/06/dl/s0604-7b.pdf（2017.1.17）
5) 厚生労働省ホームページ：地域生活における共生の実現に向けて新たな障害保健福祉施策を講ずるための関係法律の整備に関する法律について．http://www.mhlw.go.jp/seisakunitsuite/bunya/hukushi_kaigo/shougaishahukushi/sougoushien/dl/sougoushien-06.pdf（2017.1.17）

14 | 当事者や家族の活動

吉川　隆博

《目標＆ポイント》
1）精神障害の当事者による多様な活動形態とその内容を学び，ピアサポート活動の意義について理解する。
2）精神疾患からの回復と再発の防止ならびに地域生活を支える活動について理解する。
3）当事者とその家族を支えるための組織と活動を学ぶとともに看護者の役割について理解する。

《キーワード》　当事者活動，ピアサポート，WRAP，リカバリー，エンパワメント，芸術活動，家族会

1. はじめに

　精神障害者の退院と地域生活を支えるうえで，ピアサポートは重要な役割を担っている。近年，精神科病院の長期入院患者の退院支援（地域移行支援）においては，地域の事業所などに所属するピアサポーターを病院・病棟に招いて，地域生活の体験談などを聞く取り組みなどが広まってきている。

　看護者は，そのような当事者の活動を支える役割があり，精神障害者のピアサポート活動を理解することが重要になる。また患者の家族を支える活動を理解し，家族サポートにつなげていくことも必要である。

2. 当事者活動

（1）ピアサポート

ピアサポートは，同じような体験をした人が対等な関係で仲間を支え合うことである[1]。ピアとは，「peer＝仲間」という意味であり，精神障害者の場合には，精神疾患や精神障害をもった仲間同士が支え合う活動である。ピアサポートには，インフォーマルな支え合いとフォーマルな支え合いの両者が存在する。

ピアサポート活動の形態には，ピアサポーター，ピアスタッフ，ピアカウンセリング，ピアヘルパーなど，さまざまな種類が認められる。日本では，ピアサポーターは主に地域や事業所などに登録をし，有償で退院促進，地域移行にかかわる人が多いのに対し，ピアスタッフは事業所や地域活動支援センター，病院などで雇用契約を結び働いている場合が多い。ピアヘルパーは訪問介護などの資格をもった当事者が訪問し，生活の困り事を補っている[2]。

ピアサポート活動は，当事者自身がその活動を通じて，リカバリーやエンパワメントが促進されることが大きな効果として注目されている。また当事者のみならず，地域の精神保健医療福祉システムへの効果も期待されている。

a）退院支援活動

島根県の出雲圏域では，当事者の力を活用した長期入院患者退院促進活動「生活サポーター活動」が行われている。自らも精神科病院への入院経験をもつ生活サポーター（ピアサポーター）が，地域の精神科病院を定期的に訪問し，長期入院患者とのかかわりをもつ活動が，長期入院患者のエンパワメント，退院への動機づけに効果を上げている[3]。

生活サポーターは，地域で暮らしている当事者として具体的な地域生

活のモデルを自ら示すこと，そして，患者の不安や心の痛みに共感的に寄り添いながら，退院までのステップを一緒に確かめ，自身の回復を支援することが役割となっている。

このような退院支援活動を展開するピアサポート活動は，出雲圏域に限らず，各地で展開されて活動に広がりを見せている。

b）スピーカーズビューロー

精神疾患を経験した当事者が，自らの体験談を紹介し，精神疾患や精神障害者に関する正しい知識やイメージを伝え，差別の解消に向けた活動を行っている。

岡山県内の精神障害者グループで結成された，「スピーカーズビューロー岡山」では，一般市民を対象とした講演だけでなく，看護学校などの授業を訪問する活動を積極的に展開している。スピーカーズビューロー岡山は，地域で活躍する精神障害者や支援者に贈られる第2回精神障害者自立支援活動賞（リリー賞）を受賞している。

（2）ピアサポート専門員

2013年に独立行政法人医療福祉機構の助成を受けて，『精神障がい者ピアサポート専門員養成のためのテキストガイド』[4]が，作成されている。

精神保健福祉領域におけるピアサポートの力が広く知られるようになり，その力を発揮する新たな専門職の位置づけがピアの方々から求められるようになった。そこで，ピアサポートの支援技術の向上と，専門職として位置づけることを目的として，精神障がい者ピアサポート専門員養成を目指している。ピアサポート専門員の主な役割としては以下のとおりである。

① 支援の対象となるピアに情報を提供する。

② 所属組織において医師その他のメンタルヘルスの専門家に対して，参考となる情報源となる。

③ 支援の対象となるピアを理解し，支える。

④ 保護するのではなく，パートナーシップを通じて，問題解決，意思決定，ゴール設定などをピアができるように支える。

（3）WRAP（元気回復行動プラン）

元気回復行動プラン（WRAP = Wellness Recovery Action Plan）[5]は，不快あるいは危険な，身体の症状と感情の激しい起伏を，モニターし，軽減し，解消するためのシステムである。メアリー・エレン・コープランドが自らの体験と協力者の体験に基づき作成したものである。

WRAPによるプランづくりは，まず「元気に役立つ道具箱」をつくり，「6つのセッション」からなるモニタリングと対処法のシステムをつくる。元気に役立つ道具箱は，自分自身が元気でいるために毎日する必要のあることや工夫，技法など，元気が出るために用いる方法を道具として用紙に書き込んでいく。例として，友達と話すこと，医療・保健・福祉専門職と話すこと，ピアカウンセリングを受けること，リラクゼーションをとること，運動など，その人に応じたものがあげられる。

6つのセッションのポイントは以下のとおりである。

第1セッション「日常管理プラン」：元気を維持するためにやるべきこと。毎日するとよいこと。

第2セッション「引き金」：調子を乱すきっかけになる出来事や状況と回避する方法。

第3セッション「注意サイン」：調子が悪くなる前に自分に起こることと，その対象法。

第4セッション「調子が悪くなってきているときのサイン」：クライ

シスに近い状態を示すサインと，その対処法。

第5セッション「クライシスプラン」：調子が悪いときに対処して欲しい人と，対処して欲しいこと。

第6セッション「クライシス後のプラン」：回復の時期に必要な助けと支えのこと。

元気に役立つ道具箱づくりや，6つのセッションでは専門職の力を借りるだけではなく，サポーター（当事者）の意見やサポートを受けながら自分の希望が尊重される対処法を，自らがつくるところが特徴である。

そのためには，自分自身のことを理解することと，頼ることのできるサポーターをつくることが重要になる。ときには自分自身が誰かのサポーターとして役立つ存在にもなる。

3. 障害者の活動を支える組織

（1）シルバーリボン活動[6]

シルバーリボンは，脳や心に起因する疾患（障がい）およびメンタルヘルスへの理解を深め，促進することを目的とした運動のシンボルである。シルバーリボン運動は，統合失調症への理解を求める取り組みとして，1993年に米国カルフォルニア州で産声をあげた。その取り組みは年月とともに発展していき，現在では脳や心に起因する疾患（障がい）およびメンタルヘルスへの理解を促進する運動として，世界規模で展開されている。

シルバーリボン運動が世界で広く知られるようになったのは，2002年3月に行われたアカデミー賞の授賞式である。統合失調症を患った天才数学者が，病に翻弄されながらも後に克服し，やがて功績を認められノーベル賞を受賞する感動作品「ビューティフル・マインド」が，この年の監督賞と作品賞を獲得した。両手でオスカーを抱えたロン・ハワード監

督の胸には，シルバーリボンが光り輝いていた。

　日本では2002年に福島県の浜通り地方（楢葉町）から開始され，同年には福島県内に日本事務局が誕生した。現在は，首都圏からシルバーリボン運動を普及させる目的で，シルバーリボンキャンペーン横浜（横浜事務局）が設立し，日本事務局と横浜事務局がひとつになって，シルバーリボン運動を展開している。2014年にNPO法人シルバーリボンジャパンと名称変更した。

（2）障害者芸術

a）民間団体よる障害者の芸術活動支援

■ボーダレス・アートミュージアム NO-MA[7]

　「ボーダレス・アートミュージアム NO-MA は，滋賀県近江八幡市の歴史ある重要伝統的建造物群保存地区にあり，昭和初期の町屋を和室や蔵などを活かして改築し，2004年6月に開館した，社会福祉法人グロー（GLOW）～生きることが光になる～が運営するミュージアムである。

　このミュージアムの特徴は，障害のある人の表現活動の紹介に核を置くことだけに留まらず，一般のアーティストの作品と共に並列して見せることで「人の持つ普遍的な表現の力」を感じさせるところにある。そのことで「障害者と健常者」をはじめ，様々なボーダー（境界）を超えていくという実践を試みている」。

　「名称のNO-MA は施設の大家さんの名前から，ボーダレスは，「福祉と文化との交差」「アートとまちづくりとの協働」「障害の有無」という境目を超えた魅力ある場所をめざしていることにちなんでいる」。

■精神科看護者による活動

　一般社団法人日本精神科看護協会では，長年，学術集会において「アール・ブリュット展」を開催し，精神障害者らの芸術作品を展示紹介して

いる。学術集会参加者のみならず，開催地方の市民に一般公開を行っている。展示作品の中に，全国の精神科看護者から発掘された作者（当事者）が含まれていることが特徴である。

また，2016年度より「私が見つけた！アート写真コンテスト」を開催し，精神科病院を利用する精神障害者が撮影した写真の表彰を行っている。受賞作品は当団体の機関誌に特集掲載し，全国の精神科看護者に当事者の活動を幅広く紹介している。

b）国による障害者の芸術活動支援

厚生労働省は2014年より，障害者の芸術活動への支援を推進するため，芸術活動を行う障害者およびその家族ならびに福祉事業所などで，障害者の芸術活動の支援を行う者を支援するモデル事業を実施している。支援者を支援するモデル事業である。本モデル事業の対象となる芸術活動は，絵画，陶芸などの芸術分野である。

本モデル事業は，各都道府県が推薦する団体の事業内容が，厚労省に設置した評価委員会で評価され，最終的に実施団体が決定される。対象事業には，「障害者芸術活動支援センター」の設置と，「協力委員会」の設置が必須となっている。2017年度は，都道府県レベルにおける活動支援として20都道府県の法人が採択されている。

■障害者芸術活動支援センター

美術活動に取り組む障害者やその家族，支援者に対する支援を推進するため，障害者による美術活動への支援方法や著作権保護に関する相談への対応，美術活動を支援する人材の育成，関係者のネットワークづくりや展示会の開催を行うことを目的としている。加えて，2020年東京オリンピック・パラリンピック競技大会の文化プログラムのより効果的な展開を図るための取り組みを行う。

4. 家族を支えるための組織と活動

（1）精神科病院の家族会

　各精神科病院には家族会が設立されていた歴史が残っているところが少なくない。家族会の規模は，病院単位から病棟単位までと幅広く，昭和の時代には活動が盛んであった。家族会の構成員の中には，長期入院患者や，入退院を繰り返す患者の家族も多く，周囲に話せない悩みを打ち明けたり，みんなで支え合ったりしていた。ときには精神疾患や患者の理解に対する勉強会を行うこともあり，各病院の医師，看護師，ソーシャルワーカーが，家族会運営を支える役目を果たしていた。

　近年では，長期入院患者の家族の高齢化や，新規入院患者の早期退院などにより，精神科病院の家族会は減少傾向にある。

（2）行政が支援する家族会

　自治体によっては，市町村や保健所により精神障害者の「家族会」や「家族教室」を開催している。開催頻度は，月1回定期的に開催している地域もあれば，年1回の開催にとどまっている地域もある。

　地域によっては，家族会や家族教室の開催に合わせて，勉強会や講演会を行ったり，普及啓発活動としてフォーラムなどを開催したりしているところもある。精神科病院の家族会と同様に，近年では行政が支援する家族会も減少傾向にある。

（3）全国組織の家族会

　精神障害者の家族を支える全国組織としては，1965年に発足された「財団法人全国精神障害者家族連合会」が有名である。通称「全家連」と呼ばれ，年1回の全国大会のみならず，普及啓発を目的とした活動を幅

広く展開していた。さらに精神保健福祉に関する政策提言についても，力強い活動を行っていた。ところが，2002年の厚労省補助金の目的外使用により，2007年に解散した[8]。

　現在では，後継組織としての「公益社団法人全国精神保健福祉会連合会（愛称：みんなねっと）」[9]が，立ち後れている精神障害者の自立と社会参加を克服するために，相互支援，学習，社会的運動を行っている。

　近年では，「家族会運営の手引き」，「精神障がい者家族相談事例集」，「家族相談ハンドブック」なども発行している。また精神障害者施策に関する政策提言や，精神障害者を取り巻く社会問題に関する意見表明などを積極的に行っている。

引用文献

1) 一般社団法人日本ソーシャルワーカー教育学校連盟（編）：新・精神保健福祉士養成講座6　精神保健福祉に関する制度とサービス，p 258，中央法規出版，2018

2) 精神保健医療福祉白書編集委員会（編）：精神保健医療福祉白書2017—地域社会での共生に向けて，p 87，中央法規出版，2016

3) 「ふあっと」20周年記念誌刊行委員会（編）：ふあっと—出雲の精神障害者の福祉を支援する会 20年の軌跡，p 147，やどかり出版，2007

4) 精神障がい者ピアサポート専門員養成のためのテキストガイド編集委員会：精神障がい者ピアサポート専門員養成のためのテキストガイド第3版，pp 7-9，一般社団法人障がい者福祉支援人材育成研究会，2015

5) メアリー・エレン・コープランド：元気回復行動プラン—WRAP，道具箱，2009

6) シルバーリボン運動公式サイト：http://www.silverribbon.jp/

7) ボーダレス・アートミュージアム NO-MA：www.no-ma.jp

8) 一般社団法人日本ソーシャルワーカー教育学校連盟（編）：（精神保健福祉に関する制度とサービス）新・精神保健福祉士養成講座6，p 256，中央法規出版，2018

9) 公益社団法人全国精神保健福祉会連合会．http://seishinhoken.jp/

15 | コンサルテーションと
リエゾン精神看護

松下　年子

《**目標＆ポイント**》
1) 看護場面におけるコンサルテーション活動の実際を学ぶ。
2) プロセス・コンサルテーションの理論と技法を学ぶ。
3) リエゾン精神看護について，身体科における精神看護の専門性とその活用法について学ぶ。
4) わが国のこれまでの看護および精神看護の専門性の発展について学ぶ。
5) 諸外国の看護の専門性確立を参照しながら，わが国の精神看護の専門性の発展可能性を展望する。

《**キーワード**》 コンサルテーション，プロセス・コンサルテーション，リエゾン精神看護，高度実践看護，APN，CNS，ナースプラクティッショナー（NP），看護師特定能力研修制度

1. 看護場面におけるコンサルテーション活動

　コンサルテーションを強いて日本語にすれば「相談」である。臨床の場であれば，「患者のケアを改善するための2人の専門家間の相互作用のプロセス」[1]をいう。この場合の専門家の1人はコンサルタント（consultant）であり，もう1人はコンサルティ（consultee）である。前者は，卓越した能力を備えてコンサルテーションを提供する者を指し，後者は，仕事に関連する困難な問題をどのように扱うべきかについて，コンサルタントの援助を受けたいと自ら希望してコンサルテーションを受ける者

を指す。留意したいのは，コンサルテーションの目的と内容が，問題解決のために単にアドバイスするのではなく，コンサルティがその組織の内外の資源を用いて自ら問題を解決したり変化を起こすことができるように，コンサルティを手助けしていくプロセスである点[2]，さらに，コンサルティとコンサルタントは基本的に対等である点である。コンサルティに，コンサルタントの提案に従わなければならないという義務はない。

　さて，臨床看護の場ではどのようなコンサルテーション活動が想定できるであろうか。精神科看護のコンサルテーションであれば，たとえば身体疾患で入院中の患者が何かしらの精神症状を呈して，その対応に苦慮している際，看護の観点からどのようなケアをすべきなのか，身体科の病棟から精神科看護に精通した看護師に相談がくるという可能性がある。入院中の患者が呈する精神症状や疾患としては，せん妄や不穏，睡眠障害，適応障害，うつ病，不安症，認知症などが多い。特に認知症の患者にあっては周辺症状に対する対応方法について助言が求められよう。また逆に，精神科病棟で入院中の患者に褥瘡が生じて悪化し，看護の観点から専門的な助言が欲しいと，身体科の看護師に相談が入ることもあり得る。この場合は，褥瘡ケアに通じた WOC（Wound, Ostomy and Continence Nursing）などの認定看護師にコンサルテーションが出されるはずである。さらに，身体科同士の間でも互いがそれぞれの専門性を尊重して，より適切な看護を求めて専門性を共有するということもあろう。なお，看護師は何を自身の専門としようと，看護師であるということだけで看護の専門性を有している。したがって，他の職種（専門家）から看護に関連したコンサルテーションが入ることもあり得る。

　とりあえず臨床の場で，上記のようなコンサルテーションのシステムが機能するには，看護スタッフ一人ひとりが，コンサルテーションの目

第15章　コンサルテーションとリエゾン精神看護　｜　**241**

的と役割と利用方法を知っており，コンサルテーション活動の有効性を
理解していることが不可欠である。病院がそのための研修会を定期的に
開催することと，コンサルテーションを提供できるレベルの専門性をも
つ看護師を育成することが望まれる。なお，精神科と身体科間の精神科
看護師によるコンサルテーション活動は，厳密には「コンサルテーショ
ン・リエゾン精神看護」といわれ，それをサブスペシャリティとする看
護師が「リエゾン看護師（リエゾンナース）」と一般に呼ばれている人た
ちである。なかでも専門看護師認定制度にて精神看護の専門看護師であ
ることが認められた人はリエゾン精神看護専門看護師（狭義のリエゾン
看護師）という。

2.　プロセス・コンサルテーション

　プロセス・コンサルテーションとは，上述したコンサルテーションと
ほぼ同じ概念であるが，強いていえばコンサルティとコンサルタントの
相互作用とその過程をより重視した概念である。ただ単に助言や結論の
提供でなく，結論に至るまでの過程を，その過程の中でコンサルティが
成長することを重んじたものである。
　プロセス・コンサルテーションの大まかな原則を以下に示す[3]。
　1) プロセス志向：プロセスなくして成果はない。たとえ成果があって
　　　も，プロセスがなければプロセス・コンサルテーションとはいえず，
　　　むしろ「プロセスを立案して管理すること」がコンサルテーション
　　　であるという意味である。
　2) 脇役志向：問題・課題は一貫してその人（コンサルティ）の問題で
　　　あるということ。コンサルタントがコンサルティに代わって主役を
　　　演じてはいけないことを意味する。
　3) パートナーシップ志向：コンサルティとコンサタントが協働しなけ

れば，コンサルテーションの成果を期待できない。コンサルティと
コンサルタントの人間関係が構築されていなければ協働は困難であ
る。「先に事柄ありきではなく人ありき」という意，「人間関係構築
志向」ともいえる。① 相手の自立を促すための関係性であり，② 互
い（の専門性）を尊重できる関係性であること，さらにコンサルタ
ントは，③ コンサルティが常に変化していること，④ 限られた時間
の中での関係性（相互作用）であり，「終わりがある」ということを
了解していることが重要である。

4) 無知志向：コンサルタントはコンサルティの問題やその背景，事情
について無知であり，それらをコンサルティから教えてもらわない
とコンサルテーションはスタートしないという自覚が重要である。

5) 支援に対する懐疑志向：コンサルタントは，コンサルティからの申
し出に快諾することが支援であるという認識をもたないことが重要
である。「引き受けない」ことも支援の1つであることを理解し，も
し自分のテリトリーとは異なると判断したら，他のコンサルタント
を紹介できると望ましい。

6) 責任志向，契約志向：コンサルテーションはコンサルティとコンサ
ルタントの信頼関係をベースとした「契約」である。そのために，
①何が求められているのか，どこまで求められているのか，②何な
らできるのか，どこまでならできるのか，③何をやりたいのか，ど
こまでやりたいのか，以上を明確にする必要がある。契約内容の確
認が「責任」の第一歩である。そして①から③のそれぞれに境界線
を引く責任，コンサルティやその背後にあるシステムが，コンサル
テーションを必要としなくなるまで支援する責任がある。

7) システム思考への志向：システムに何が起きているのか，1つの変
化がさらにどのような変化を生むか，誰のための支援か，支援の究

極の目的は何か，組織と関係性に着眼すること，いずれもシステム論的な発想，思考枠組みといえる。

以上の原則を踏まえて，次に，コンサルテーションと，コンサルテーションと似て非なる概念との相違を確認する。第1に，「スーパービジョン」である。スーパービジョンとは，専門家が自分よりもより多くの経験や知識をもつ「同領域」の専門家に助言を得ることをいう。第2に，「教育」や「教育的かかわり」との相違である。教育にも（教育）目的があり，（教育）評価があり，時間軸をもって体系化・計画化された教育者と学生間の相互作用である。ただし教育の場合，その教育者と学生が必ずしも専門家とは限らない。次に，人材開発のための技法の1つ，「コーチング」との相違である。コーチ（coach）とは馬車を意味し，馬車が人を目的地に運ぶところから，転じて「コーチングを受ける人を目標達成に導く人」を指すようになった。スポーツ選手の指導者など，目標達成のために支援する人を意味する。モチベーションを高めること，学習環境の整備を通じて個人を伸ばすことを目的とする。

次に，「カウンセリング」との相違は何であろうか。カウンセリングは，クライエントの自己洞察を促し，その人自身が変化（成長）することを中核的な目標としている。最後に，「管理」「マネジメント」との相違である。マネジメントといっても複数の段階があり，看護部長クラスのトップマネジメントと，看護師長ないし主任レベルのそれではその内容も質も異なる。しかし，いかなる管理者にも共通しているのが指示命令系統において，その職位に相応する裁量権をもっているという点である。コンサルタントにそのようなパワーは付与されていない。コンサルティとコンサルタントの関係は対等である。力関係はない。

3. リエゾン精神看護

　リエゾンナースは前述したように，精神看護の知識・技術をもって一般病棟にて精神症状を呈する身体疾患の患者のケアを行う，あるいは病棟看護師にケアの仕方について助言する。さらに，患者の家族とスタッフとの関係に支障があればその調整を行う，スタッフ間の関係で支障があればそれに介入することもある。いずれにせよ精神科臨床の経験と知識をもとに現象を解して，事態が生産的に展開するように，患者への看護の質が向上するように尽力する。対等な関係をベースとして，力関係なく相談に答える姿勢はまさにコンサルテーションである。リエゾン精神看護の正確な定義はコンサルテーション・リエゾン精神看護であることは前述した。したがって，リエゾンナースは主役にならず，あくまでも対象が主体的に動けるように支援する，今度同じような状況に直面したときには対象が自らの力で対応できるように，今の体験を学習資源にしてもらうという考え方である。

　ここで事例を紹介する。Ａさんは78歳の男性で大腸がんのために緊急手術を受けた。出血量が多かったために輸血も行った。手術は無事終了，急な事態で落ち着く間がなかった家族が，医師の術後説明で安堵していたのも束の間，術後3日目よりＡさんは，術後せん妄による意識障害や不穏を呈し始めた。家族がベッドサイドに座っているにもかかわらず，病室の陰に犯罪者が隠れていて自分のことを狙っていると真顔で話す，夜間突然ベッド上で仁王立ちするというようなエピソードが続いた。Ａさんの妻は続く看病で，またＡさんの言動に振り回されて疲弊し，明らかに衰弱しているのが見てとれた。一方，術後せん妄を熟知している病棟看護師は，毎日何件もの手術をこなす状況下にあって，わかっていてもＡさんのそばに常時付き添うことができなかった。向精神薬が投

与されたものの奏効することなく，リスク管理のために A さんは拘束されることとなった。驚いたのは家族である。手術自体が緊急だったのに加えて，家族はせん妄のことを理解する余裕もなく，A さんの言動に当惑し尽くしたところでの拘束であった。主治医と看護師より説明はあったものの，妻も息子夫婦も納得がいかなかった。

　ある日，妻が看護師に声をかけた。「お父さん（夫）はこのまま元に戻ることはないのでしょうか？　おかしくなってしまったお父さんに，今後どのようにかかわっていったらよいのでしょうか」。看護師は驚いてせん妄は一過性のものであり，時間が経過すればよくなるものであることを再度説明するが，なかなか理解が得られない。息子夫婦も同じく，医療者に不信感をもっているようで，「このままこの病院にいたら，父親はもっと悪くなるのではないか心配です」と病棟クラークに打ち明ける始末であった。もともとこの病棟では，看護チームがギリギリのマンパワーで動いていたこともあり，術後せん妄について熟知した看護師がそれなりにいたにもかかわらず，家族が満足できるケアにつながらなかったという事例である。病棟看護師長から相談を受けたリエゾンナースは，まずは師長と病棟看護師から直接事情を聴き，次に，A さんの家族と A さん自身に面会することとなった。その後リエゾンナースは，師長および病棟看護師に対して今起きている現象を客観的に説明し，今後の方策を提案した。その概要を以下に示す。

1) A さんは高齢であることから術後せん妄のリスクは高かった。したがって，不穏が出現した時点で早々に，場合によっては術前よりそのようなことが起こる可能性が高いと家族に情報提供しておいてもよかった。術後せん妄の予防策（時計を置いて時間帯を確認してもらう，昼夜リズムを維持できるよう日中はできるだけ起きていてもらうなど）を家族に説明しながら，家族と一緒に試みてもよかった。

2)Aさんの意識障害や不穏に対して，家族にその要因や治療法，予後について繰り返し説明することが重要であり，これまで経験したこともないAさんの言動に，家族がパニック状態に陥っていることを踏まえて，しっかりと状況をフィードバックする必要があった。それほどまでにAさんの言動は，家族にとって衝撃的であった。

3)病棟看護師に時間的な余裕があれば，熟練した彼らはAさんのケアに時間をかけ，ベッドサイドで家族への精神的支援も提供できたかもしれない。そうすれば家族の不信を招くこともなかったであろう。病棟看護師がなぜAさんに時間をかけられなかったのかを，一回しっかりと病棟で話し合う必要がある。できれば医師をはじめとする他職種を交えたカンファレンスを開催したい。1日複数の手術を引き受ける外科病棟であれば，常に術後管理に追われている。手術を受ける患者も今は高齢化し，80歳代，90歳代で手術を受ける人もいる。そうした状況の中で顕在化した今回の事例である。個々の看護師の力量に問題があったわけではないだろう。

4)Aさんもその家族も今回，緊急手術ということでいろいろな意味で心の余裕がなかった。手術そのものは成功したと聞き，家族が安堵した矢先のせん妄であった。厳格で気丈で家族の尊敬を一心に集めてきた父親が，不穏や了解不能な言動を呈する衝撃，侵襲は家族にとって大きかった。そのことが誰に，どれだけ理解されていたのかということが焦点といえる。Aさんの術後管理は意識されていても，その家族のケアの責任は誰がとるのかについての，スタッフ間の共有がなかったのかもしれない。

5)以上のことを念頭に，今後のAさんと家族のかかわりをチームで話し合ってみることが大切ではないだろうか。自分もリエゾンナースの立場からもう一度家族と面接し，場合によっては今後定期的に

かかわらせてもらうことを伝えたいと思う。

上記内容は，リエゾンナースが精神科看護の知識とこれまでの経験をもって事態をアセスメントした結果である。そして今後，Aさんと家族との面接を実際にスタートさせれば，それはリエゾンナースの直接介入となる。ただしその場合は，単にリエゾンナースがAさんと家族のケアを引き受けるのではなく，病棟看護師がそれらのかかわりやケアを通じて学べるような形にすることが重要である。

4. わが国における精神看護および看護の専門性の発展

1901（明治34）年，東京府巣鴨病院（後の都立松沢病院）医員の榊 保三郎が，わが国初の精神看護学の教科書『癲狂院に於ける精神病看護学』（精神病看護学書）を執筆した。その後1908（明治41）年には，清水耕一が看護者自らによる初めての教科書『新撰看護学』を出版した[4]。一方，看護者教育も明治時代末から東京の根岸病院と巣鴨病院でスタートした。大正時代に入ると，養成所を卒業し警視庁へ行って試験を受け，合格すると看護免許がもらえるという免許制となった。1915（大正4）年には内務省令看護婦規則を制定，1925（大正14）年10月の秋期看護婦公定試験において男子受験者を受理，京都の岩倉病院から男子2名が合格して男性看護者が誕生した。第2次世界大戦後，保健師助産師看護師法（旧：保健婦助産婦看護婦法）改正により，養成所は廃止され，准看護師・看護師の看護専門学校を卒業し，試験を受けて合格すれば免許が得られるようになった[5]。なお，精神看護学教育に関して実は，1997（平成9）年までは成人看護学や小児看護学，老年看護学の中にとり込まれており，1つの科目群として独立しているわけではなかった。

次に，看護の専門性の発展であるが，1987（昭和62）年，当時の厚生省「看護制度検討会」報告書（臨床や現場における看護師の専門性向上

を目的とした，専門性の区分化につながる認定制度の構想）が提出され，看護系大学の専門看護師（CNS：Certified Nurse Specialist）制度の取り組みが始まった。同年には，日本看護協会と日本看護系大学協議会がそれぞれ専門看護師制度導入の検討を開始し，1994（平成6）年には専門看護師制度がスタートした。認定の要件の1つは，専門看護師養成課程の認定を得た大学院修士課程を卒業していることである。なお，専門看護師が修士課程の修了を要することは，学部卒業者よりも専門学校卒業者が圧倒的に多い就業中看護師にとって，ハードルが高かったのはいうまでもない。そうした背景もあり，修士課程の修了を要さない認定看護師制度が同時期に創案され，1995（平成7）年には認定看護師制度もスタートした。専門看護師では「がん看護」と「精神看護」分野が，認定看護師では「救急看護」と「皮膚・排泄ケア」分野が先行した。ただし，精神看護の認定看護師については，日本看護協会ではなく，精神看護だけの職能団体である日本精神科看護協会が認定している。

2018（平成30）年1月現在，わが国の専門看護師数（登録者数）は2,075名であり，領域はがん看護，精神看護，地域看護，老人看護，小児看護，母性看護，慢性疾患看護，急性・重症患者看護，感染症看護，家族支援，在宅看護，遺伝看護，災害看護の計13分野である。最も多いのががん看護分野の775名（2018年1月現在）であり，がん対策基本法の制定（2006［平成18］年）やがんプロフェッショナル養成コース設置といった社会情勢と並行している。ちなみに精神看護は，291名（2018年1月現在）である。ここで留意したいのは，2,000名余りのこの数字は，1994（平成6）年の発足当初より20年以上をかけての育成数という点である。全国の就業看護師・准看護師数がおよそ147万人といわれる中で，高度実践看護師を代表する専門看護師数が，そのうちの0.14％を占めるにすぎない。この数字は，他の先進諸国の高度実践看護師の割合と比較

してあまりにも少ない。ちなみに、アメリカでは全看護師の約1割が、修士以上の学位をもつ高度実践看護師（Advanced Practice Nurse：APN）（Clinical Nurse Specialist：CNS（専門看護師），Nurse Practitioner：NP（診療看護師），Midwife（助産師），Anesthetist（麻酔看護師））であり、各勤務帯に1人のAPNが就くよう人事配置がなされているという。また2004年、アメリカ看護大学協会（AACN：American Association of Colleges of Nursing）がDoctor of Nursing Practice（DNP）という学位を提唱、これまでのDoctor of Philosophy（PhD）やDoctor of Nursing Science（DNSc）とは別に、NPの博士号が実現した。州によっては10数名のNPがいればそのうちの1人はDNPであるという。

　そもそも、アメリカで初めて看護のスペシャリストの育成が考えられたのは1900年といわれ、ナースクリニッシャン（特定の看護分野において専門性の高い看護師）という言葉と概念が提案されたのが1943年である。その後、第2次世界大戦の影響もあり、臨床看護師の専門化への要請が増大した。1960年代になると、医師不足が看護の臨床専門家へのニーズをさらに加速化させ、そのようななか1954年、ニュージャージー大学の精神看護学教授ヒルデガード・ペプロウが、精神看護の修士課程プログラムを開発して専門看護師CNSの養成をスタートさせた。1965年にはコロラド大学でNPの養成もスタートした。現在、アメリカではほとんどの州が、NPによる処方権をはじめとした医行為を認めており、「NPの活躍なくしてアメリカの医療は成立しない」といわれるまでに至った。アメリカのNPの特徴は、州によってNPの医行為に関する医師の関与度はさまざまであるものの、基本的に、NPが医行為を含む高度臨床実践を自律的に行える点にある。現在はCNSとNPは併せてAPNという括りでまとめられ、1つの課程でCNSとNPの両資格を取得することが可能となっている。

一方，前述した日本看護協会が認定する認定看護師数は 18,542 名であり（2018 年 1 月現在），領域は救急看護，皮膚・排泄ケア，集中ケア，緩和ケア，がん化学療法看護，がん性疼痛看護，訪問看護，感染管理，糖尿病看護，不妊症看護，新生児集中ケア，透析看護，手術看護，乳がん看護，摂食・嚥下障害看護，小児救急看護，認知症看護，脳卒中リハビリテーション看護，がん放射線療法看護，慢性呼吸器疾患看護，慢性心不全看護の計 21 分野である。最も多いのは「感染管理」の 2,706 名で，続いて「皮膚・排泄ケア」2,409 名，「緩和ケア」2,181 名であるが，「がん化学療法看護」「がん性疼痛看護」「乳がん看護」「がん放射線療法看護」の 4 分野はいずれも「がん看護」のサブ領域とみなすことができることから，実質的にはがん看護の認定看護師数が最も多いといえる（4 領域合わせて 2,856 名）。就業看護師・准看護師総数に占める全認定看護師数の割合は 1.3% である。なお，日本精神科看護協会が認定する精神科看護の認定看護師，精神科認定看護師は 721 名である（2017 年 4 月現在）。

　現場で専門職の専門性を向上する際に重視しなければならないのは，何人のジェネラリストに対して何人のスペシャリストを配置できるかである。その多寡によってその専門性がいかに組織に浸透し，定着できるかが決まってくる。以上，看護界では独自に，20 年以上の年月をかけて専門性向上を目的とした認定制度を体系化してきた。そうした状況下にあって 2010（平成 22）年 3 月，厚労省「チーム医療の推進に関する検討会（2009［平成 21］年 8 月スタート）」の報告書[6]が提出された。そこでは「特定看護師（仮称）制度」という名称にて，専門的な臨床実践能力を有する看護師が，医師の指示（場面によっては「包括的指示」）を受けて，従来看護師が実施できなかった医行為を幅広く実施できるための，新たな枠組み（認定や資格）の創案が示された。そして，「特定の医行為」の実体を明らかにするために，「平成 22 年度看護業務実態調査」が，続

いて「平成22年度特定看護師（仮称）養成　調査試行事業」,「平成23年度特定看護師（仮称）業務試行事業」といった一連の事業が構想され,実施された。チーム医療の推進に関する検討会は,「チーム医療を推進するため,日本の実情に即した医師と看護師等との協働・連携の在り方等について検討を行う」ことを目的としているが,このような課題に至った背景には,超高齢社会,医師不足,医療費高騰,医療事故などの問題,急性期医療への集中化と地域（在宅）医療への移行など,現代日本が抱えた医療事情がある。チーム医療の推進に加えて,絶対数の多い看護職がその中でどのように動くのか（業務と裁量の範囲）,動けるのか（専門性の育成と保証）が論議の焦点となってもおかしくない。

　「特定行為」とは,従来「診療の補助」に含まれないとされてきた一定の医行為であり,特定看護師（仮称）が医師の指示を受けて「診療の補助」として実施する行為を指す。そして「特定看護師（仮称）養成調査試行事業」では,専門的な臨床実践能力を有する看護師の養成に取り組む修士課程,研修課程などの協力を得て先導的な試行を実施し,当該課程のカリキュラムの内容や実習の実施状況などに関する情報を収集した。さらに「特定看護師（仮称）業務試行事業」では,「特定看護師（仮称）養成　調査試行事業」を修了した看護師の協力を得て「医療現場における業務の試行」を実施し,当該看護師の活用状況や業務の実施状況などに関する情報を収集した。しかしこれらの事業はその後,論議の展開とともに事業名から当初の「特定看護師(仮称)」という名称が消失し（「国家資格」の構想ではなくなった）,「看護師特定能力認証制度骨子（案）」,「特定行為に係る看護師の研修制度（案）」と看板が塗り替えられていった。2014（平成26）年6月,「地域における医療及び介護の総合的な確保を推進するための看護師の研修制度」が成立し,その中で「特定行為に係る看護師の研修制度」が法制化された。本制度のもとでは,看護師の

「特定行為」に関する研修プログラムを受けた看護師は，看護師の「特定行為」の手順書に基づき，「特定行為」を行うことができるようになる。これは，医師があらかじめ出した指示のもとで，医師の不在時であっても，看護師が自らの判断で「特定行為」を行うことが可能という趣旨であり，特に医師が常駐していない介護施設や患者宅などでの活用が期待できる。手順書を通じて研修を受けた看護師が，患者の病態に応じて「特定行為」の実施の可否や，医師への連絡のタイミングを適切に判断できる。また，看護師の「特定行為」に関する研修修了者情報の，管理に関する方針も掲げられている。以上が，国が看護師の専門性や能力を通じて保証しようとした試みの経緯であったが，ここ数年の一連の論議を通じて，看護界全体が，自立した専門職としての看護師のありようについて，一体となって模索できたといえるかもしれない。

　なお，上述した包括的指示とは，看護師が診療の補助としての医行為を実施するにあたり，必要とされている医師の指示をいい，その指示の内容には以下の条件が満たされていなければならない。① 対応可能な患者の範囲が明確にされていること，② 対応可能な病態の変化が明確にされていること，③ 指示を受ける看護師が理解し得る程度の指示内容（判断の規準，処置・検査・薬剤の使用の内容など）が示されていること，④ 対応可能な範囲を逸脱した場合に，早急に医師に連絡をとり，その指示が受けられる体制が整えられていること（「チーム医療の推進に関する検討会 報告書」[6]）。このような包括的指示に対して，医師が個々の行為を具体的に看護師に直接指示するのが「直接的指示」である。

5. 精神看護の専門性の発展可能性

　精神看護の目的は，対象のこころの安寧と成長である。それが健やかな身体と，人との関係性を生む。またそれが，こころの健康に影響して

結果的に，循環型の正のサイクルを生むことになる。一方，集団の一人ひとり，個人のこころが健やかであれば，それらのメンバーから構成された集団の力動は健全なものになりやすい。仮に異分子が放り込まれたとしても，それを包含ないし排除するだけの集団力動が生じてくる。さらに，周囲にいる人や支援する人が健康であれば，対象が成長する可能性はより高くなり，対象の成長は周囲の者や支援者のこころのエネルギーに還元されるとともに，対象をして彼らは人の可能性について学ぶことができる。それが次の対象とのかかわりのエネルギーと，動機づけにつながっていく。集団が健やかであればその集まりである社会も成熟し，競争や競合することもあるが，一方で寄り添い合える関係性をもつことができる。

　こころとは移ろいやすいものであるとともに，変化しづらいものでもある。相手のみならず己を変えようと思ってもなかなか変えられず，それでも長い時間をかけて振り返ってみれば変化していたということがある。それに気づかないときは，変化しなければならないことに固執しており，気づいたときはそのこだわりから脱していたということも多い。相手の気持を「わかっていた気持」でいたことに気づいたとき，人は初めてその人の気持に触れることができる。人を理解するということは，自分とその人の違いをとことん知ることであり，無意識のうちに求めている「こういう人であってほしい」「自分と同じであってほしい」という依存を断つことでもある。だからこそ人は，人を理解するよりも理解しているつもりでいることが多い。このような人のこころのありように関心をもち，人と人の関係性に魅入られ，またこころを病んだ人とのつながりを求めてこころのケアを志す看護職者は少なくない。しかし，精神看護が目指すこころの安寧と成長が，具体的に何を指すかを即答できる人は少ない。それだけこころが未知数な存在だからである。

未知数なこころに真っ向から臨もうとすれば，わかっているつもりになりやすい分，専門的知識と技術で武装しなければならず，それには一定レベルの学習とトレーニングが必要である。そうして培われた「知」「技」が臨床で生かされ，共有される中で共通の「知」「技」となり，それが伝承される中でより応用性に富んだ「知」「技」となり，その妥当性が研究的手法にて検証されていく。それが積み重なって，看護の内実が学問（実践科学）という形で集約・体系化されていく。したがって，精神看護の発展の礎は臨床にある。個人の「知」「技」を個人のものにしておくだけではなく共通のそれにすること，さらにその応用方法を発展的に見いだしていくことが臨床の役割である。それには個々人が，自身の経験をできるだけ客観的に記述し（対象化し），事例研究などを通じて事例の解釈の多様性を共有しつつ，着地点を見いだしていくというプロセスが不可欠であろう。その次が，臨床と研究，教育の連携である。いかにこの3本柱がバランスよくパートナーシップをとっていけるかが精神看護の専門性の発展可能性を左右する。

引用文献

1) Caplan G：The Theory and Practice of Mental Health Consultation, Basic Books, New York, 1970
2) パトリシア・R・アンダーウッド，勝原裕美子(訳)：コンサルテーションの概要―コンサルタントの立場から．インターナショナルナーシングレビュー, 18 (5)：4-12, 1995
3) E. H. シャイン，稲葉元吉，他（訳）：プロセス・コンサルテーション援助関係を築くこと，白桃書房，2012
4) 日本精神科看護技術協会（監）：精神看護学，p 3，中央法規，2000
5) 宮内充：精神医療看護の歩み，勁草出版サービスセンター，1992
6) 厚生労働省「チーム医療の推進に関する検討会」：チーム医療の推進について（「チーム医療の推進に関する検討会」報告書），2010 (http://www.mhlw.go.jp/shingi/2010/03/dl/so319-9a.pdf)（最終閲覧日：2018年2月）

索引

●配列は五十音順

●あ 行

アーロン・ベック　132
アイデンティティ　11
アカシジア　89, 90
アカンプロサートカルシウム　104
アキネジア　89, 90
悪性症候群　89, 91
アクチベーション・シンドローム　98
アジソン病　133
アセチルコリン　72
アディクション　162
アドヒアランス　104
アドボケート　23
アドレナリン　72
アポトーシス　108
アリピプラゾール　89, 99
アルコール幻覚症　173
アルコール嫉妬妄想　173
アルコール使用障害　162
アロマセラピー　132
安全基地　64
アンフェタミン　181
移行対象　64
意識　45, 70
依存症　162
1級症状　110
イド　47
イネイブラー　165
イネイブリング　165
違法薬　178
医療保護入院　19, 41
医療保護入院者退院支援委員会　43
飲酒欲求抑制薬　103, 104
陰性症状　111

インターネット依存　17
インターネット・ゲーム障害　163
インターフェロン　133
ウィニコット　64
ウェルニッケ脳症　173
ウェル・ビーイング　20
うつ病　126
運動爆発　111
運動療法　114
エゴ　47
エゴグラム　49
エス　47
エリクソン　57
エリック・バーン　49
演技的で，情緒的で，移り気にみえるパーソナリティ　148
エンパワメント　206, 231
応急入院　41
置き換え　54
オピオイド　169
オランザピン　89, 99
オレキシン　103
オレキシン受容体拮抗薬　103
音楽療法　132

●か 行

絵画療法　114
買い物依存症　163
解離症　186
覚せい剤　178
隔離　20
過食嘔吐　185
家族会　237
家族教室　237

家族サポート　230
カタレプシー　111
葛藤　46, 114
過量服薬　185
カルバマゼピン　99
環境要因　12
関係妄想　110
感情障害（感情鈍麻）　109
感情の平板化　111
観念奔逸　137
記憶　70
危機　57
危険ドラッグ　168
気分安定薬　79, 98
気分循環性障害　126
気分変調症　126
基本的信頼　57
基本的不信　58
奇妙で風変わりにみえるパーソナリティ
　148
虐待　163
逆耐性　181
逆転移　54
脚本分析　49
客観的情報　68
ギャマノン：Gam-Anon　184
ギャング・エイジ（gang age）　60
ギャンブル障害　163
急性ジストニア　89, 90
急性精神病状態　112
共依存　182, 187
境界性パーソナリティ障害　182
共感　77
強硬症　111
強迫感　164
強迫観念　120

強迫行為　120
恐怖　143
拒食　185
拒絶症　111
筋弛緩法　148
緊張型　112
緊張病症候群　111
緊張病性興奮　111
緊張病性昏迷　111
緊張病性症状　110
勤勉性　60
グアンファシン塩酸塩　159
クエチアピン　89
クッシング症候群　133
クラーク勧告　29
クライシスプラン　234
クラック　181
久里浜式 ARP　175
グループホーム　222
グルタミン酸　85
呉秀三　27
クロウの2症候群　111
クロザピン　89
クロスアディクション　180
芸術活動支援　236
芸術療法　114
軽躁病エピソード　126
傾聴　77
契約　242
ゲートキーパー　15
ゲーム依存　17
血統妄想　110
幻覚　110
元気回復行動プラン　233
幻嗅　110
限局性学習症者　157

元型　46
言語　70
健康生成論　13
幻視　110
幻触　110
幻聴　110
幻味　110
権利擁護　20
抗うつ薬　79, 93
抗コリン作用　91
交差的交流　51
抗酒薬　79, 103
甲状腺機能低下症　133
口唇期　58
抗精神病薬　79, 85
向精神薬　79, 85
構造分析　49
抗躁薬　79
抗てんかん薬　79
行動依存　17
行動制限　20
高度実践看護師　248
抗認知症薬　79
抗パーキンソン薬　103
広汎性発達障害　153
抗ヒスタミン作用　91
抗不安薬　79, 100
合法ドラッグ　168
肛門期　59
合理化　52
高力価　86
合理的配慮　40
交流分析　49
高齢者虐待　163
高齢者虐待防止法（高齢者虐待の防止，高
　齢者の養護者に対する支援等に関する法

律）　15
コーチング　243
コカイン　181
黒質-線条体ドパミン経路　86, 90
こころの理論　71, 154
個人的無意識　46
誇大妄想　110
固着　56
孤立　62
コルサコフ症候群　173
コンコーダンス　105
コンサルタント　239
コンサルティ　239
コンサルテーション　239
昏迷　111

●さ　行
罪悪感　59
罪業妄想　110
再取り込み機構　82, 84, 94
再発促進因子　109
催眠鎮静薬　100
榊　保三郎　247
作業療法　114, 208
作為体験　111
参加観察　75
三環系抗うつ薬　94
シアナミド　103
自我　47
自我機能　109
自我障害　110
時間の構造化　49
自己暗示　145
思考化声　110
思考障害（連合弛緩）　109
思考吹入　110

思考奪取（思考途絶）　110
思考伝播　110
自己肯定感　156
自己治療仮説　186
自己表象　63
自殺対策基本法　15
自傷行為　163
自傷他害　21
視床ドパミン経路　86
システムズアプローチ　167
ジスルフィラム　103
持続性抑うつ障害　126
自尊感情　156
私宅監置　27
私宅監置制度　28
嫉妬妄想　110
至適用量　88
児童虐待防止法（児童虐待の防止等に関する法律）　15
児童発達支援事業所　157
市販薬　178
自閉　109, 119
自閉スペクトラム症　153
清水耕一　247
下田光造　130
社会的入院　17, 38
社会認知機能　70
社会復帰　31
社会復帰施設　31
瀉血　185
修正型電気けいれん療法（mECT：modified electroconvulsive therapy）　113
執着気質　130
12のステップ　176
従来型抗精神病薬　86
就労移行支援　224

就労継続支援　224
主観的情報　68
シュナイダー　110
首尾一貫感覚　13
受容体　82
昇華　54
障害支援区分　36
障害者基本法　19, 32, 39, 197
障害者虐待　163
障害者虐待防止法（障害者虐待の防止，障害者の養護者に対する支援等に関する法律）　15
障害者芸術　235
障害者芸術活動支援センター　236
障害者権利条約　38
障害者差別解消法　40
障害者自立支援法　34
障害者総合支援法　36
情緒発達の精神分析理論　63
常同症　111
小児虐待　163
常用量依存　179
小離脱症状群　174
処方薬　178
自律性　58
シルバーリボン　234
新型うつ病　130
新規抗精神病薬　86
心気妄想　110
神経新生　108
神経性やせ症・神経性過食症　191
神経伝達物質　70
神経認知機能　70
神経認知機能の障害　153
心身症　147
人生の四季　63

振戦せん妄　174
心的外傷後ストレス障害　14
親密性　62
心理教育　105, 209
心理社会的発達理論　57
診療看護師　249
診療の補助　251
遂行（実行）機能　70
錐体外路症状　88, 89, 90
睡眠薬　79
スーパーエゴ　47
スーパービジョン　243
すくみ反応　143
スティグマ（烙印）　18
ストレス　147
ストレス脆弱性モデル　12
ストレス耐性能力　109
ストレングス　70, 74, 205
スピーカーズビューロー　232
スリップ　183
性依存　163
生活療法　30
生活臨床　31
性器期　61
正座不能　90
生殖性　62
精神運動（性）興奮　111
精神衛生法　28
精神科急性期治療病棟　17
精神科デイケア　223
精神科特例　18, 29
精神疾患の診断・統計マニュアル　13
精神障害者保健福祉手帳　32, 227
精神病院法　27
精神病者監護法　27
精神保健　20

精神保健医療福祉施策の改革ビジョン　33
精神保健看護　19
精神保健指定医　40
精神保健福祉法　40
精神保健福祉法（精神保健及び精神障害者
　　福祉に関する法律）　19
精神力動論　47
精神療法　46
性犯罪　163
生物学的要因　12
生理学的離脱症状　164
生理的早産　58
世界保健機関　12
世代伝播　166
積極性　59
摂食障害　163
窃盗　165
絶望　63
セルフイメージ　70, 73
セルフヘルプグループ　173
セルフモニタリング　151
セロトニン　72, 93
セロトニン症候群　97
セロトニン・ノルアドレナリン再取り込み
　　阻害薬　94
前意識　45
遷延性退薬（離脱）徴候　174
全身性エリテマトーデス　133
選択的セロトニン再取り込み阻害薬　94
潜伏期　60
専門看護師　248
双極Ⅰ型障害　126
双極Ⅱ型障害　126
双極性障害および関連障害群　126
躁病エピソード　126
相補的交流　51

ソーシャルスキルトレーニング　159
措置入院　41

●た　行

第一世代抗精神病薬　86
退院後生活環境相談員　42, 204
大うつ病性障害　126
退行　52
対象表象　63
対処行動　147
対処行動（コーピング）　51
対人機能　75
耐性　164
第二世代抗精神病薬　86
大麻　178
退薬症候　182
大離脱症状群　174
対話性幻聴　110
脱法ドラッグ　168
ダルク（DARC：Drug Addiction Rehabili-
　tation Center）　183
男根期　59
炭酸リチウム　99
断酒会　176
地域活動支援センター　224
地域精神医療　17
地域リハビリテーション　32
チーム医療の推進に関する検討会　250
知覚　70
知性化　53
遅発性ジスキネジア　89, 90
注意機能　70
注意欠如・多動症　158
注察妄想　110
中脳-皮質ドパミン経路　86, 90
中脳-辺縁ドパミン経路　85, 86

超自我　47
直接的指示　252
追跡妄想　110
定型抗精神病薬　86
停滞　62
低力価　86
デート DV　189
適応障害　145
手首切傷　165
デザイナーズドラッグ　168
テレンバッハ　130
転移　54
転換症状　52
同一化　53
同一性　60
同一性拡散　60
投影同一視　54
統合　63
投射（投影）　52
盗癖（クレプトマニア）　163
特定行為　251
特定行為に係る看護師の研修制度　251
ドパミン　72, 93
ドパミン仮説　85
ドパミン経路　85
トランスポータ　82, 84
トンネル現象　183

●な　行

2級症状　111
二極化思考　151
二次的障害　157
日本精神科看護協会　20
入院形態　41
乳幼児期パーソナリティ発達理論　63
任意入院　41

認知　70
認知行動療法　144, 155, 210
認知発達理論　63
認定看護師　248
脳内ホルモン　70
ノーマライゼーション　17
ノルアドレナリン　72, 93
ノルアドレナリン作動性・特異的セロトニ
　ン作動性抗うつ薬（NaSSA）　94

●は　行
パーキンソン症候群　89, 90
パーソナリティ障害　148
ハームリダクション　169
配偶者間暴力　163
破瓜型　112
曝露療法　144
恥・疑惑　58
発達課題　57
発達理論　55
発明妄想　110
バルプロ酸ナトリウム　99
ハロペリドール　89
反響言語　111
反跳現象　181
反動形成　53
ピア　231
ピアカウンセリング　231
ピアサポーター　231
ピアサポート　230, 231
ピアサポート活動　232
ピアサポート専門員　232
ピアジェ　63
ピアスタッフ　231
ピアヘルパー　231
被害妄想　110

ひきこもり　119
微小妄想　110
非定型抗精神病薬　86
被毒妄想　110
否認　53
否認の病　166
表情認知　71
病的賭博　163
貧困妄想　110
不安　143
不安や恐怖を感じているようにみえるパー
　ソナリティ　148
賦活症候群　98
物質使用障害　162
不登校　157
ブプレノルフィン置換療法　169
普遍的無意識（集合的無意識）　46
プライミング　69
ブロイラーの基本症状「4つのA」　109
プロセス・コンサルテーション　241
ブロナンセリン　89
分離　54
分離個体化　63
分裂病再発予防5カ年計画　30
ペアレント・トレーニング　156
米国精神医学会　13
ペプロウ　116
ペラグラ脳症　173
ヘロイン　181
ペロスピロン　89
弁証法的行動療法　150
ベンゾジアゼピン　100
扁桃体　143
防衛機制　51
包括的指示　250
ホールディング　64

保健センター　157
保護者制度　19, 38
保護的因子　109
没頭する母親　64
ほぼよい母親　64
ポルトマン　58

●ま　行

マーラー　63
麻酔看護師　249
マタニティブルーズ　133
マトリックス・モデル　182
マリファナ　181
万引き癖　165
水中毒　89
ミラーニューロンシステム　154
民間療法　27
ミンコフスキー　119
無意識　45
命令自動症　111
メサドン置換療法　169
メタ認知機能　74
メタンフェタミン　181
メチルフェニデート塩酸塩　159
メラトニン　102
メラトニン受容体作動薬　102
メランコリー親和型性格　130
メンタルヘルス　20
妄想　110
妄想型　112
妄想気分　110
妄想知覚　110
妄想着想　110
モノアミン仮説　93
モラトリアム　61

●や　行

薬原性錐体外路症状　103
薬物使用障害　179
薬物乱用　185
やり直し　52
有機溶剤乱用　178
陽性症状　111
抑圧　51
抑うつエピソード　126
抑うつ障害群　126
四環系抗うつ薬　94

●ら　行

ライフサイクル：人生周期説　57
ラザルス　54
ラメルテオン　102
ラモトリギン　99
乱買癖　165
リエゾン精神看護　244
リカバリー　205, 231
リスクマネジメント　138
リスペリドン　89
離脱せん妄　174
リチウム中毒　100
リビドー　56
リフィーディング　195
両価性（アンビバレンス）　109
リラクセーション　132
リラクゼーション　144
レジリアンス　204
劣等感　60
漏斗-下垂体ドパミン経路　86, 90

●わ　行

ワーカホリック　163

●欧　文

AA（Alcoholics Anonymous：無名のアルコ
　ホーリクたち）　176
ACT（Assertive Community Treatment：
　包括的地域生活支援）　221
Anesthetist　249
APN（Advanced Practice Nurse）　249
BDNF（脳由来神経栄養因子）　108
CNS（Certified Nurse Specialist）　248
CNS（Clinical Nurse Specialist）　249
Doctor of Nursing Practice（DNP）　249
DSM-5（Diagnostic and Statistical Manual
　of Mental Disorders 5th ed.）　13, 142,
　154
DV（domestic violence）　163
DV 防止法（配偶者からの暴力の防止及び
　被害者の保護に関する法律）　15
EPS　90
GA（Gamblers Anonymous）　184

GABA　84, 101
GAF（Global Assessment of Functioning）
　13
MAC（メリノールアルコールセンター）
　176
NA（Narcotics Anonymous）　183
NP（Nurse Practitioner）　249
Parkinsonism　90
PTSD（posttraumatic stress disorder）　14
SNRI　94
SOC（sense of coherence）　13
SSRI　94, 143, 155
SST（Social Skills Training）　114
well being/幸福　20
WHO　12
WOC（Wound, Ostomy and Continence
　Nursing）　240
WRAP　233
γ-アミノ酪酸　84, 101

分担執筆者紹介

(執筆の章順)

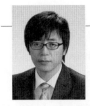

吉川　隆博（きっかわ・たかひろ）
・執筆章→2・14

1984年	岡山市の財団法人河田病院へ就職し精神科看護の経験を積む
2006年	岡山県立大学保健福祉学部看護学科講師
2008年	厚生労働省入省
	社会・援護局障害保健福祉部精神・障害保健課（障害保健専門官）
2011年	学校法人山陽学園山陽学園大学看護学部准教授
2013年	一般社団法人日本精神科看護協会業務執行理事
現在	東海大学医学部看護学科准教授（精神看護学）
主な著書	精神科退院支援ビギナーズノート，全改訂版（共著　中山書店）
	系統看護学講座，別冊，精神保健福祉（共著　医学書院）
	新看護学 15，精神看護（共著　医学書院）

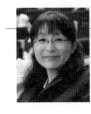

森　千鶴（もり・ちづる）
・執筆章→4・8・9

1979年	国立病院医療センター附属看護専門学校卒業
	国立国際医療センター看護師
	東京都立中部総合精神保健センター看護師
1990年	日本大学法学部法律学科卒業
	東京都立医療技術短期大学助手
1993年	筑波大学大学院教育研究科カウンセリング専攻修士（リハビリテーション）
	山梨医科大学講師
1998年	筑波大学博士（心身障害学）取得
	山梨大学大学院医学工学総合研究部教授
	国立看護大学校看護学部教授
2007年～現職	筑波大学医学医療系教授
主な著書	これからの精神看護学（ピラールプレス）
	精神看護キーワード（医学書院）など

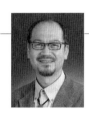

辻脇　邦彦（つじわき・くにひこ） ・執筆章→5

1985 年	北海道立衛生学院看護婦第二科卒業
2010 年	埼玉医科大学大学院看護学研究科精神保健看護学専攻修士課程入学
2012 年	同課程修了
2013 年	埼玉医科大学保健医療学部看護学科准教授（精神看護学）
2015 年	東都医療大学ヒューマンケア学部看護学科准教授（精神看護学）
2017 年	同上　教授（精神看護学）
2019 年	東都大学（東都医療大学より名称変更）教授（精神看護学）現在に至る
主な著書	看護者のための精神科薬物療法Q＆A(中央法規出版, 2011)

編著者紹介

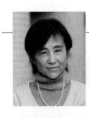

松下　年子（まつした・としこ）
執筆章→ 1・3・6・7・10・11・15

1979 年	聖路加看護大学卒業
	臨床看護師および産業保健師として経験を積む。
1998 年	東京医科歯科大学大学院博士課程前期入学
2000 年	同大学院博士課程前期修了，同大学院博士課程後期入学
2004 年	同課程後期修了
	国際医療福祉大学大学院助教授，看護学教育にたずさわる。
2007 年	埼玉医科大学保健医療学部看護科および同大学大学院看護学研究科教授
2012 年	横浜市立大学大学院医学研究科看護学専攻・医学部看護学科教授，現在に至る。

専攻　　精神保健看護学，リエゾン精神看護学，アディクション看護学，サイコオンコロジー（精神腫瘍学）など

主な著書（編集）
　　　　事例から学ぶアディクション・ナーシング（中央法規出版）
　　　　アディクション看護学（メヂカルフレンド社）
　　　　患者と作る医学の教科書（日総研出版）

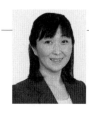

田辺有理子 (たなべ・ゆりこ)

・執筆章 → 12・13

2001年	北里大学大学院看護学研究科修士課程修了（看護学修士）
現在	横浜市立大学医学部看護学科講師（精神看護学）
	精神看護専門看護師，保健師，精神保健福祉士
主な著書	ナースのためのアンガーマネジメント 怒りに支配されない自分をつくる7つの視点（メヂカルフレンド社，2018） イライラと賢くつきあい活気ある職場をつくる 介護リーダーのためのアンガーマネジメント活用法（第一法規，2017） イライラとうまく付き合う介護職になる！ アンガーマネジメントのすすめ（中央法規出版，2016）

放送大学教材　1887360-1-1911（テレビ）

新訂　精神看護学

発　行　　2019 年 6 月 20 日　第 1 刷
　　　　　2020 年 7 月 20 日　第 2 刷
編著者　　松下年子・田辺有理子
発行所　　一般財団法人　放送大学教育振興会
　　　　　〒 105-0001　東京都港区虎ノ門 1-14-1　郵政福祉琴平ビル
　　　　　電話 03（3502）2750

市販用は放送大学教材と同じ内容です。定価はカバーに表示してあります。
落丁本・乱丁本はお取り替えいたします。

Printed in Japan　ISBN978-4-595-31971-6　C1347